82歳の認知症研究の第一人者が毎日していること

杉本八郎
Hachiro Sugimoto

はじめに

製薬会社のエーザイに勤務していた頃に世界初の認知症薬「アリセプト」を開発し、エーザイを退社したあとは自身の会社「グリーン・テック」を立ち上げて、今もなお、認知症の根本治療薬の研究・開発に携わっている私のもとには、「認知症予防」をテーマにした講演やインタビューなどの依頼がよく舞い込みます。

その度に私が必ず強調するのは、認知症は特殊な病などではなく、生活習慣病の一つであるということです。まずはそれをきちんとご理解いただいたうえで、長い研究者生活の中で深めてきた知見をもとに、認知症を遠ざける食習慣や運動習慣などについてお話しさせていただくようにしています。

そんな私も80歳を超え、ここ数年は「先生自身は認知症予防のために、特に何をやっていますか?」と聞かれることが多くなりました。要するに、一般的な話ではなく、私自身についての質問です。認知症を治す薬をひたすら追い求めているうちに、気がつけば私自身もそのようなことを聞かれる年齢になっていたのです。

確かに私は、82歳の今も「新薬の開発」に携わり続けて東奔西走し、さらには趣味の俳句や剣道もとことん楽しむなど、認知症とは無縁の生活を送っています。そんな姿を見て、「特別な秘訣があるのか?」と、興味を抱いてくださるのかもしれません。

もちろん何が認知症のリスク要因となるのかは誰よりもわかっているので、わざわざそのリスクを冒すようなことはしませんし、病気をしないに越したことはありませんから、基本的には健康的な生活習慣を心がけるようにはしています。

けれども、それだけが理由ではない気がしています。

あえて私だけの秘訣を申し上げるとすれば、「82歳の今も実現させたい夢を諦めずにあちこち飛び回って研究や開発に奮闘し、趣味の俳句や剣道もとことん楽しんでいる」ということだと思います。

言い換えるなら、年齢を言い訳にしたりしない、主体的で前向きな私の「生き方」や「考え方」が、結果として認知症を遠ざけているのではないでしょうか。

そこで本書では、認知症予防のための食事や運動といった生活習慣に加え、認知症を寄せ付けない「生き方」や「考え方」についてのヒントもお伝えしていきたいと思います。もちろん、私の専門分野である認知症治療薬の現在地についてもお話しします。

この本がみなさんに認知症とは無縁の人生を手に入れていただく一助となれば、著者としてこれほど嬉しいことはありません。

どうぞ最後までおつきあいください。

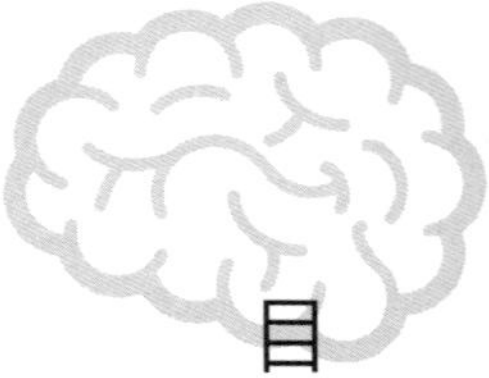

目次

アルツハイマー型認知症では体験の記憶そのものが消失する
脳血管障害が原因の「血管性認知症」は男性に多い
原因を取り除けば認知症の9割は予防できる
認知症予防の鍵は「血管を丈夫に保ち、血流を良くすること」
「血管ボロボロ、血液ドロドロ、血流が悪い」＝生活習慣病
アルツハイマー型認知症の発症率を2倍にする糖尿病
糖代謝異常が加わると認知症の症状が出やすくなる
中年期の高血圧が将来の認知症のリスクを上げる
肥満の人は適正体重の人より認知症になりやすい
生活習慣病を予防することが認知症予防にもなる
生活習慣の改善に遅すぎるということはない

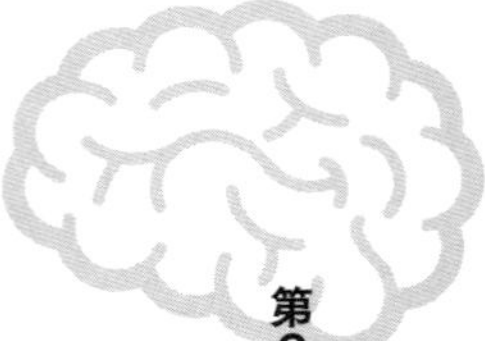

第2章 認知症を予防する生活習慣——51

「血管を丈夫にして、血流を良くする」＋αの生活習慣が鍵

有酸素運動は血行を良くする効果が非常に高い

一日の歩行時間が長いほど認知症発症のリスクが下がる

認知機能の低下を抑制する「コグニサイズ」

良い睡眠を取れば脳内のゴミがスムーズに排出される

「一汁三菜」を心がけると食事のバランスが保たれる

塩分と主食のご飯の取りすぎには注意が必要

肥満は「血管がボロボロで、血流が悪い」状態をもたらす

血圧が高い場合は適切な治療を受けることも大事

老年期になってからの禁煙でも認知症のリスクは下がる

歯周病もアルツハイマー型認知症の原因の一つになり得る

第3章

科学的に正しい認知症予防に効く食べ物

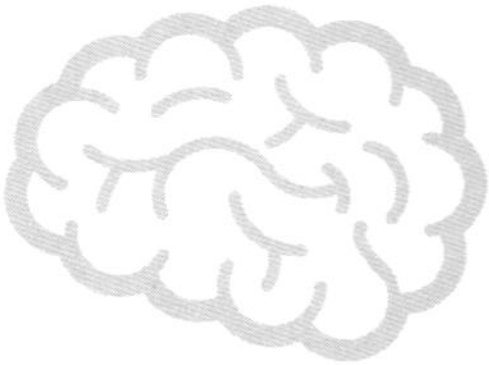

食品から取りにくい成分はサプリメントで取るのもよい
●黒ガリンガル　●イチョウ葉　●バコパ（バコパモンニエリ）
●桑の葉　●バナバ

第4章

82歳の私が認知症と無縁でいられる理由

「生き方」や「考え方」も認知症リスクに影響する
「お休みモード」の脳は栄養不足・酸素不足になりかねない
「脳に楽をさせないこと」が認知症を遠ざける
「認知的アプローチ」には5つのキーポイントがある
仕事以外でも「継続的な知的活動」はできる
趣味が「たくさんある人」は認知症になるリスクが低い
「とことん極めてやろう！」という本気度も重要

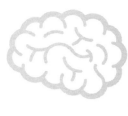

第1章

認知症は生活習慣病である

息子の顔がわからなくなってしまった母

「あんたさん、どなたでしたかね？」

脳血管性の病を患っていた73歳の母は、ある日、見舞いにきた私にそう言いました。

「あなたの息子の八郎ですよ、お母さん！」

思いがけない言葉に動揺する私に、母はさらにこう続けたのです。

「そうですか。私にも八郎という息子がいるんですよ。同じ名前なんですね」

苦労して9人の子どもを育ててくれた母に、これから親孝行しようと思っていた矢先の出来事でした。

誰より優しかった母が息子の顔すらわからなくなってしまった。その事実に大きなショックを受けた私は、なんとかして母の認知症を治してやりたいと思いました。

けれども当時、認知症に効く薬は世界のどこにも存在しません。

「だったら自分が開発しよう」

それが、製薬会社のエーザイに研究者として勤務し、「デタントール」という降圧剤の開発にすでに成功していた私が、認知症治療薬の研究に足を踏み入れたきっかけです。今から50年近く前、私が33歳の頃です。

65歳の４人に１人は認知症かその予備軍

認知症の症状には、私の母のように「家族のことがわからなくなってしまう」こと以外にも、「だんだん物忘れがひどくなる」「料理や着替えなどの日常生活を一人で送るのが困難になる」「徘徊《はいかい》をする」「人が変わったように周りの人に暴言を吐くようになる」などが知られていますが、いずれの場合も、本人はもちろん、家族にとってもとてもつらく苦しいものであるというイメージが強く、だからこそ、多くの人が、自分は認知症になりたくない、家族にもなってほしくないと考えているのでしょう。

ところが現実はどうかというと、2022年から2023年（令和4年から5年）にかけて実施された「認知症及び軽度認知障害の有病率調査並びに将来推計に関する研究」（九州大学）をもとに内閣府が作成した資料によると、2022年における65歳以上の認知症の患者数は443・2万人（有病率12・3％）、認知症の予備軍とも言える軽度認知障害（MCI）の患者数は558・5万人（有病率15・5％）と推計されています。両方を合わせると27・8％ですから、65歳以上の人の4人に1人以上は、認知症かその予備軍の状況にあるのです。

この調査から得られた性年齢階級別の認知症、そして軽度認知障害の有病率が今後も一定であると仮定すると、今よりさらに高齢化が進む２０４０年（令和22年）には、65歳以上の認知症患者は５８４・２万人（有病率14・９％）、軽度認知障害の患者数は６１２・８万人（有病率15・６％）となり、両方を合わせると30・５％、つまり３割以上の人が認知症かその予備軍になると推定されています（図１参照）。

図1 認知症及びMCIの高齢者数と有病率の将来推計

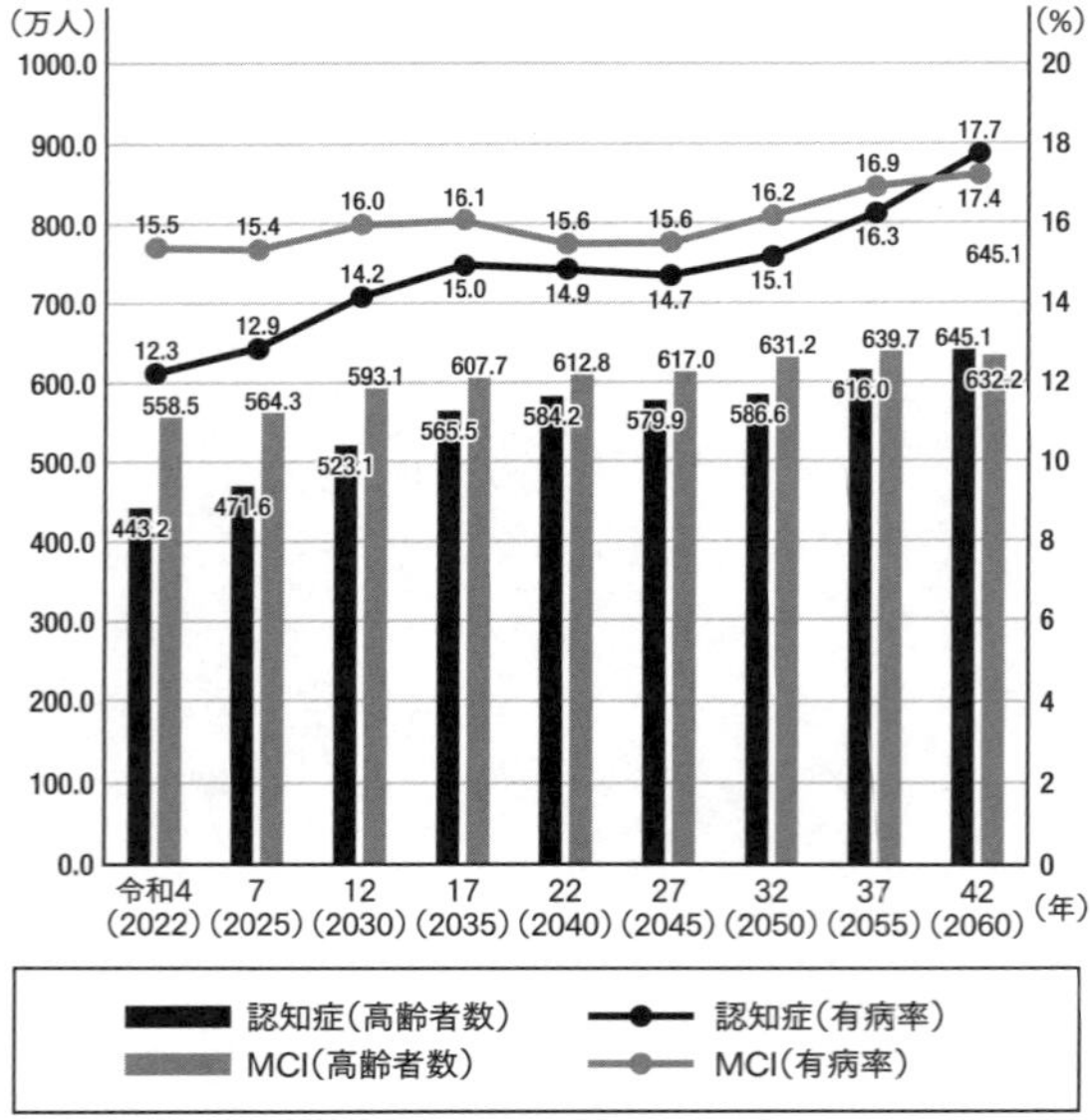

資料：「認知症及び軽度認知障害の有病率調査並びに将来推計に関する研究」(令和5年度老人保健事業推進費等補助金（老人保健健康増進等事業分）：九州大学大学院医学研究院二宮利治教授）より内閣府作成。（令和6年5月8日（水）に開催された認知症施策推進関係者会議（第2回）の配布資料より）

（注1）MCI：軽度認知障害

（注2）2022年の4地域（久山町、中島町、中山町、海士町）から得られた認知症及びMCIの性年齢階級別有病率が2025年以降も一定と仮定して推計した。

（注3）2025年以降の性年齢5歳階級別人口分布の出典：国立社会保障・人口問題研究所、日本の将来推計人口：性年齢5歳階級別人口分布・出生中位（死亡中位）推計

認知症全体の９割を占める「三大認知症」とは？

このような数字を見せられると、とても他人事だとは思えなくなり、なんとかして対策を講じなければと誰もが考えるでしょう。

正しく対策するためにも、認知症について正しく知る必要があります。

認知症というのは厳密に言うと「特定の病気」のことを指す病名ではありません。

アメリカ精神医学会の国際疾病分類によれば、「獲得された知的機能が、後天的な脳の器質的障害によって持続的に低下し、日常生活を営めなくなっている状態。それが意識障害のないときもみられる」と定義されるのが認知症です。

もう少し噛み砕いて言うならば、「さまざまな疾患によって脳がうまく働かなくなり、日常生活や社会生活を送ることが困難になる状態」のことを認知症と

図2 認知症の原因となる病気

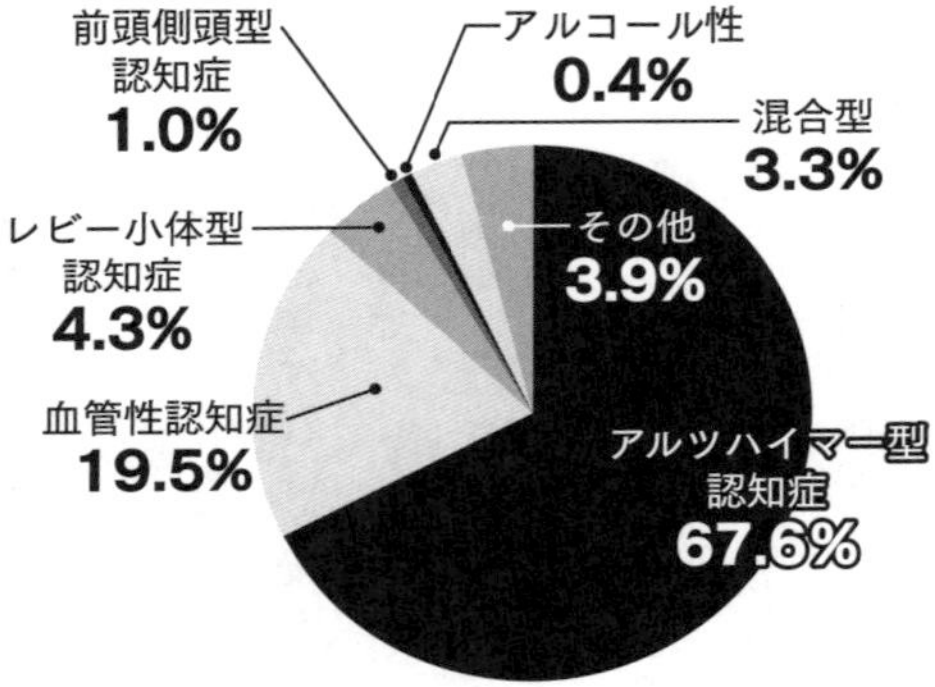

出典：厚生労働省「都市部における認知症有病率と認知症の生活機能障害への対応」（平成25年5月報告）

呼ぶのです。

そして認知症につながる「さまざまな疾患」は細かいものも含めると70種以上に及びます。そのうち代表的なのが「アルツハイマー病」「脳血管障害」「レビー小体病」です。それらが原因疾患となる「アルツハイマー型認知症」「血管性認知症」「レビー小体型認知症」は認知症全体の9割を占めるので、「三大認知症」と呼ばれています（図2参照）。

アルツハイマー型認知症の最初の症状は「もの忘れ」

脳に「アミロイドβ」というタンパク質が溜まっていわゆる「老人斑」が形成されたり、「タウ」というタンパク質が過剰にリン酸化したのちに溜まっていくと、それらが毒性を示すようになり、神経細胞がダメージを受けます。そのせいで神経細胞の数が減少し、脳が萎縮してしまうのが「アルツハイマー病」です。このアルツハイマー病によって起こるのが、「アルツハイマー型認知症」です。

アルツハイマー病では、記憶の中枢となる海馬のあたりから脳の萎縮が始まるため、最初にあらわれるのは記憶障害（もの忘れ）の症状です。その後、脳が萎縮する範囲が広がるにつれ、認知機能全般が徐々に低下していきます。

認知症の患者さんの7割近くがこのアルツハイマー型認知症なので、多くの人が抱く認知症のイメージに最も近いのがこのタイプだと思います。

初老期（40～60代）から発症することもあり、男性より女性に多い傾向があります。緩やかに発症し、緩やかに進行していくという特徴もあります。

アルツハイマー型認知症では体験の記憶そのものが消失する

アルツハイマー型認知症の最初の症状が「もの忘れ」だと聞くと、自分にも心当たりがあると不安になった方もいらっしゃるかもしれません。

そこで、あまり心配はいらない「加齢によるもの忘れ」と、注意が必要な「アルツハイマー型認知症のもの忘れ」の違いを簡単に説明しておきましょう。

まず、「加齢によるもの忘れ」の場合はある体験の一部を取り出せない、という状態なのですが、「アルツハイマー型認知症のもの忘れ」では体験の記憶そのものが消失します。

つまり、今日の朝食に何を食べたかを思い出せないのが「加齢によるもの忘れ」で、朝食を食べたこと自体を忘れてしまうのが「アルツハイマー型認知症のもの忘れ」なのです。

また、「加齢によるもの忘れ」の場合は、ヒントを与えられると「ああ、そうだった！」と思い出せますが、「アルツハイマー型認知症のもの忘れ」はどれだけヒントをもらっても思い出すことができません。

さらに、もの忘れをしていることを自覚することができるのが「加齢によるもの忘れ」で、自覚するのが困難なのが「アルツハイマー型認知症のもの忘れ」だという違いもあります。そういう意味では、「もの忘れがひどくなった」と自分で感じているうちはあまり心配ない、と言うこともできます。

逆にアルツハイマー型認知症の人は症状の自覚がないので、様子がおかしいことに周りの人が気づいたときにはかなり進行していたというケースは珍しくありません。症状が進行していくにつれ、時間や場所などの認識が混乱し始め、日常生活に大きな支障が及ぶようになってしまうのはアルツハイマー型認知症の特徴でもあるので、できるだけ早期に発見して、すぐに対処することが重要なのです。

私が開発した世界初の認知症薬である「アリセプト」は、まさにこのアルツハイマー型認知症の進行を遅らせたり、記憶力を改善させることができる薬です。なお、アリセプトがアルツハイマー型認知症に効く仕組みなどは、第5章で詳しくお話しします。

脳血管障害が原因の「血管性認知症」は男性に多い

さて、アルツハイマー型認知症の次に患者数が多く、認知症全体の約２割を占めるのが、脳血管障害が原因となる「血管性認知症」です。

このタイプの認知症は、脳の血管が詰まったり破れたりする脳梗塞や脳出血、くも膜下出血によってその周辺の脳細胞に酸素が送られなくなって神経細胞が死んでしまうことで起こります。アルツハイマー型認知症とは違って、急激に認知機能の低下が起こり、血管障害が起こった場所によっては記憶障害のみならず、意欲や関心の低下や手足の麻痺といった症状があらわれることもあります。また、アルツハイマー型認知症とは逆に、女性より男性に多い傾向がありますが、私の母が患っていたのは、この「血管性認知症」でした。

三大認知症の最後は「レビー小体型認知症」。これは、α－シヌクレインというタンパク質が蓄積して「レビー小体」が形成されること（レビー小体病）によって神経細胞が壊され、その数が減ってしまうことが原因で起こる認知症です。患者数は認知症全体の5％に満たず、決して多くはありませんが、男性のほうが発症しやすいことでも知られています。

レビー小体が大脳皮質に多く形成される場合には認知症の症状があらわれますが、脳幹に形成されるとパーキンソン病の原因になります。

また、「レビー小体型認知症」の場合でも、手足の震えや筋肉のこわばりなどのパーキンソン症状や、幻視、睡眠時の異常行動、抑うつ症状などがあらわれることもあり、パーキンソン病やうつ病と間違われてしまうケースも多々見られます。また、認知機能が良好なときと、悪いときとが波のように変化するのも、このタイプの認知症の特徴です。

なお、22ページの円グラフの中にある「前頭側頭型認知症」というのは、脳の前頭葉と側頭葉が萎縮することによって起こるもので、認知症の中では唯一難病指定されています。記憶障害はあまり起こりませんが、ほかの認知症にはない万引きや無銭飲食、あるいは感情の抑制が利かなくなるなどの「行動障害」が見られることが多くあります。

原因を取り除けば認知症の９割は予防できる

アルツハイマー型認知症、血管性認知症、レビー小体型認知症という三大認知症が全体の９割を占めるという話をしましたが、それはつまり、この３つの認知症になる原因を取り除けば認知症の９割は予防できる、ということでもあります。

そこで予防法を考える前に、これら3つの認知症の原因を簡単におさらいしておきましょう。

●アルツハイマー型認知症の原因↓アミロイドβやリン酸化したタウタンパク質が溜まることで細胞毒性を示すようになり、神経細胞がダメージを受けて活性が落ちたり、数が減ったりすること

●血管性認知症の原因↓脳の血管が詰まったり破れたりする脳梗塞や脳出血、くも膜下出血によってその周辺の脳細胞に酸素が送られなくなって神経細胞が死んでしまうこと

●レビー小体型認知症の原因↓α－シヌクレインが蓄積して細胞毒性を示す「レビー小体」が形成され、神経細胞が壊されること

こうやってまとめてみるとよくわかると思いますが、これらの認知症はすべて、何らかの原因で脳の神経細胞の活性が落ちたり、その数が減ってしまい、

神経細胞同士の情報伝達がうまくいかなくなることで引き起こされます。

つまり、認知症を予防するためには、「脳の神経細胞を健やかに保つには何をすればいいか」を考えなければなりません。

神経細胞にダメージが及ぶ過程を遡《さかのぼ》っていくと、アルツハイマー型認知症やレビー小体型認知症は、特定のタンパク質が溜まることで、細胞に対して毒性を示すようになるのが原因です。だから、原因物質となるタンパク質の凝集《ぎょうしゅう》をいかにして抑止するかが、これら2つのタイプの認知症の予防のポイントになります。

一方、血管性認知症の場合は、脳の血管が詰まったり破れたりして十分な酸素が供給されなくなり、それが原因で神経細胞が死んでしまいます。つまり、脳の血管が詰まったり破れたりしないよう、血管を丈夫に保ち、血流を良くしておくことが、その予防につながるというわけです。

認知症予防の鍵は「血管を丈夫に保ち、血流を良くすること」

「認知症の原因物質となるタンパク質を過剰に溜めないこと」と、「血管を丈夫に保ち、血流を良くすること」は一見別の話のように思われるかもしれませんが、実はこの2つは密接につながっています。

脳細胞が十分に元気であれば、アミロイドβやリン酸化タウ、α－シヌクレインなどは分解されて「老廃物」として排出され、それらの凝集も阻止できます。そうすれば、アルツハイマー型認知症やレビー小体型認知症の予防にもつながられるというわけです。

じゃあ、脳細胞を元気にするのに何が必要なのかと言えば、それは「脳の血流を良くして、十分な栄養と酸素を送り込むこと」、これに尽きます。

重さからすると、全体重の2％程度を占めるにすぎない脳に全血液量の15％

が運ばれ、全身の酸素量の約20％がそこで消費されているわけですから、血流が良いかどうかは脳にとって死活問題なのです。

認知症とも関連があるのは当然の話で、アルツハイマー型認知症患者や高齢者は、大脳皮質や記憶にかかわる海馬の脳血流が低下していることもわかっています。

つまり、「血管を丈夫に保ち、血流を良くする」という血管性認知症の予防のポイントは、脳を元気にするという意味でアルツハイマー型認知症やレビー小体型認知症の予防のポイントにもなり、認知症の9割を予防する最大の秘訣になると言っても決して過言ではありません。

「血管ボロボロ、血液ドロドロ、血流が悪い」＝生活習慣病

「血管が丈夫で、血流が良い」状態をどう保つかを考える上では、その逆の状態をイメージすればすぐに答えが見つかります。

「血管が丈夫で、血流が良い」の逆を言葉にすると、「血管がボロボロで、血流が悪い」ということになりますよね。また、流れの良い血液の状態は「サラサラ」と言われたりしますが、流れが悪い血液は「ドロドロ」という表現が使われます。

「血管がボロボロで、血液がドロドロで、血流が悪い」

この表現、どこかで聞いたことがありませんか？

そう！　これは、食習慣や運動習慣などがその発症に関与する「生活習慣病」の病態を端的に表すフレーズと同じです。

「認知症は生活習慣病の一つである」と私が強調する理由はまさにここにあります。もちろん生活習慣だけが認知症の原因であるとまでは言いませんが、「血管がボロボロで、血液がドロドロで、血流が悪い」のが常態化しないように生活習慣を整えることが、認知症予防の重要な第一歩であるのは間違いないのです。

アルツハイマー型認知症の発症率を2倍にする糖尿病

実際、糖尿病や高血圧といった代表的な生活習慣病が認知症の発症にも深くかかわっていることを示すエビデンスは多数報告されています。

例えば、福岡県の久山町に住む60歳以上の住民１０１７名を対象に１９８８

年から2003年にわたって行われた九州大学による疫学調査では、糖尿病の人のアルツハイマー型認知症の発症率は、血糖値が正常な人の2・1倍であることが明らかになっています。また糖尿病予備軍とされる食後血糖値が高い人（IGT）の場合も1・6倍の発症率となっていました。

さらに血管性認知症についても、糖尿病の人は1・8倍、食後血糖値が高い人は1・4倍と、血糖値が正常な人に比べて明らかに高い発症率となっています（図3参照）。

糖尿病は、膵臓から分泌されるインスリンの働きが悪くなって細胞に糖が取り込まれなくなり、血液中のブドウ糖が増えてしまう（高血糖になる）病気です。血液中にあふれたブドウ糖はタンパク質と結合して「終末糖化産物」（AGE）となり、それが血管を傷つけて動脈硬化が進み、血流も悪くなります。

失明の原因になる「糖尿病性網膜症」を引き起こしたり、足先などを切断せ

図3 耐糖能レベル別（WHO基準）にみた病型別認知症発症のハザード比

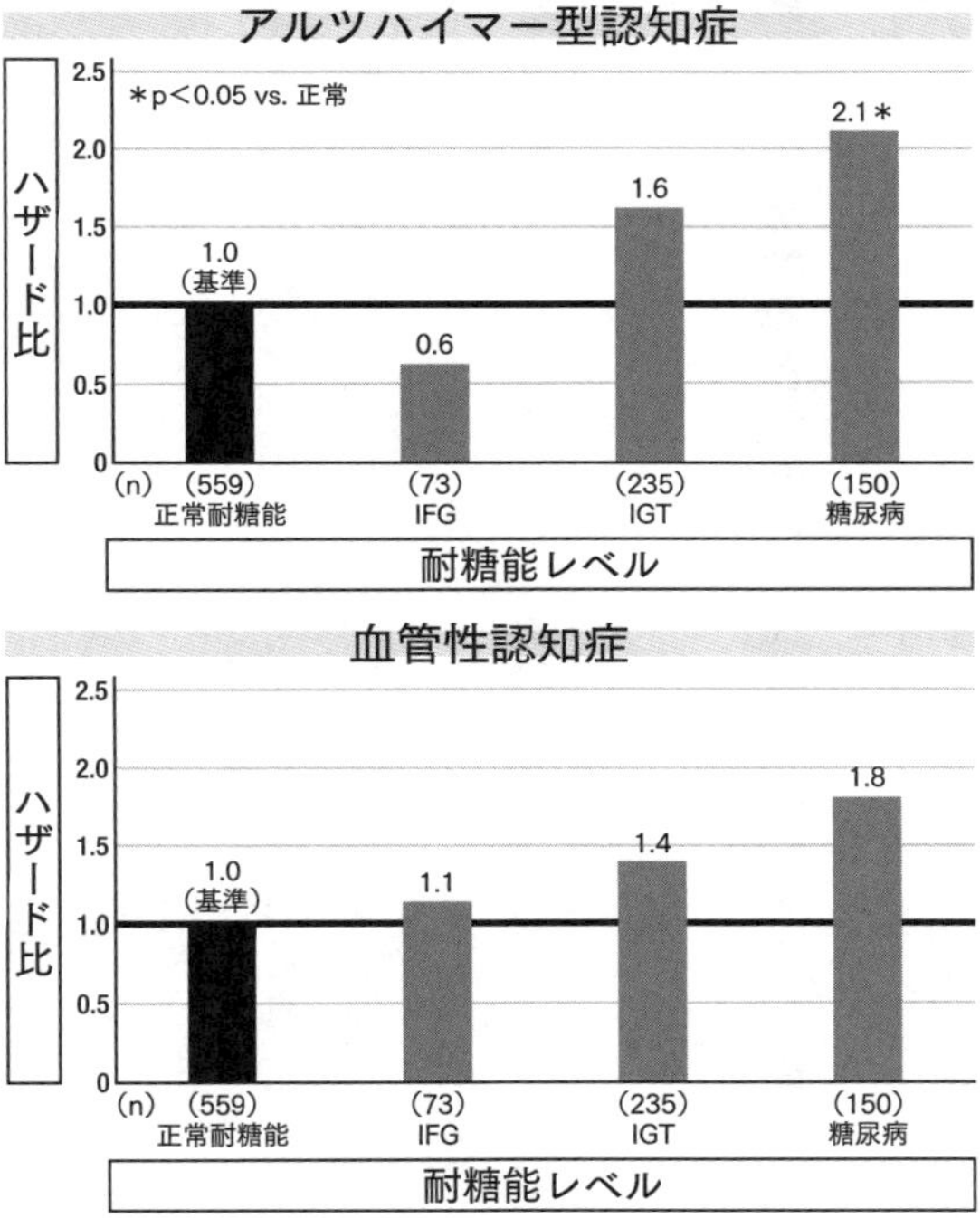

IFG：空腹時血糖異常
IGT：耐糖能異常
調整因子：年齢、性、学歴、高血圧、心電図異常、BMI、腹囲／腰囲比、血清総コレステロール値、脳卒中の既往、喫煙、飲酒、身体活動度
久山町住民 1,017 人、60 歳以上、1988 ～ 2003 年、多変量調整
Ohara T, et al. Neurology 2011;77:1126-1134.

ざるを得なくなる「糖尿病性壊疽《えそ》」などが起こる危険があるのは、血流が悪くなるせいで体の隅々にまで血液が届かなくなるからです。

同じ理由で脳にも血液が届かなくなれば、脳は栄養不足や酸素不足となって活性が失われ、老廃物を排出する力も低下します。それがアミロイドβなどのタンパク質を溜め込む原因となって、アルツハイマー型認知症の発症を助長することにもつながってしまうのです。また、そもそも動脈硬化は脳血管障害の最大のリスク因子の一つですから、血管性認知症のリスクも高まります。

糖代謝異常が加わると認知症の症状が出やすくなる

最近の研究では、糖尿病そのものが、認知症の主原因にもなり得ることもわかってきました。

東京医科大学の羽生春夫教授のグループは、糖尿病を伴うアルツハイマー型認知症と診断される患者の中には、脳の中でアミロイドβの蓄積は必ずしも起こっていない代わりに、脳の深いところにある細い血管が詰まるタイプの脳梗塞が見られるケースがあることを突き止めて、「糖尿病性認知症」と名付けました。アルツハイマー型認知症と全く異なる病態というよりは、糖尿病による糖代謝異常が深く関与し、軽いアルツハイマー病でも、認知症の症状が出やすくなることを示唆するもので、糖尿病の視点からのアルツハイマー型認知症の予防法や治療法の解明につながることが期待されています。

中年期の高血圧が将来の認知症のリスクを上げる

動脈硬化を引き起こす高血圧に関しては、アルツハイマー病との関連は見られなかったものの、やはり血管性認知症とは非常に関係が深いことが、同じ久山町での別の調査でわかっています。

1988年に久山町で循環器検診を受けた65〜79歳の住民668人を2005年までの17年にわたって追跡調査したところ、「高血圧前症」「ステージ1高血圧症（140－159／90－99㎜Hg）」「ステージ2高血圧症（160－179／100－109㎜Hg）」と血圧が高くなればなるほど、血管性認知症のリスクが高くなっていました。また、同じ集団が15年前に検診を受けたときの血圧と照らし合わせてみると、中年期に「ステージ2高血圧症」であった人は正常値だった人に比べ、発症リスクは10倍以上であることもわかったのです。

しかも、中年期に「ステージ2高血圧症」であった場合、老年期の血圧レベルにかかわらず約5倍も高くなることもわかりました。

それを踏まえて考えると、将来の認知症を防ぐには中年期からの血圧の管理が非常に重要であることがわかるでしょう（次ページの図4、5参照）。

図4 老年期および中年期血圧レベル別にみた認知症発症の相対危険

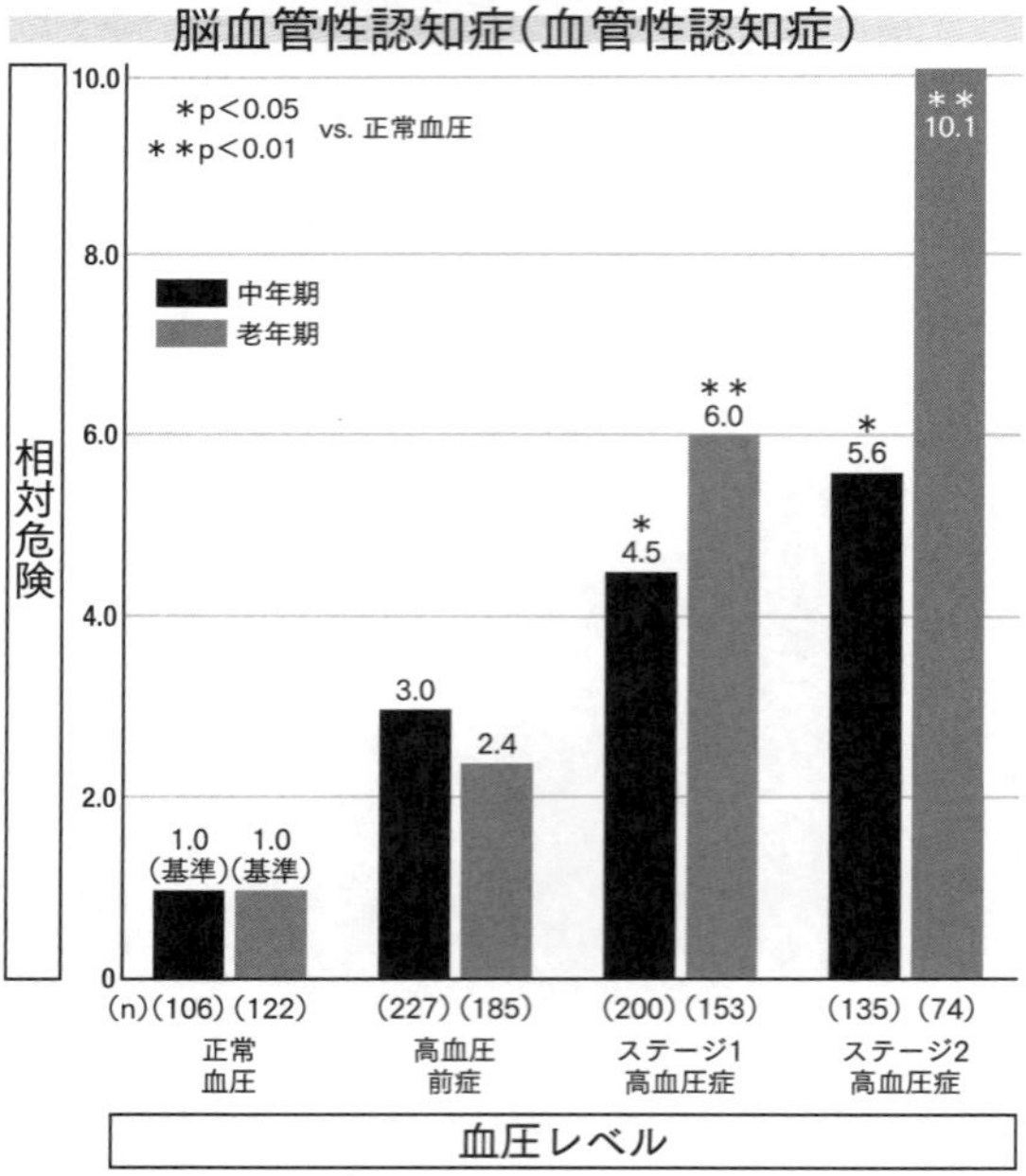

1988-2005年(老年期)、久山町男女668人:1973-2005年(中年期)、534名、多変量調整
調整因子:性、年齢、学歴、降圧薬内服、糖尿病、
血清総コレステロール、慢性腎臓病、脳卒中既往、BMI、
喫煙、飲酒
Ninomiya T, et al. Midlife and late-life blood pressure and dementia in Japanese elderly : the Hisayama study. Hypertension 2011;58:22-28. より引用改変

図5 血圧レベルの変化別にみた認知症発症の相対危険

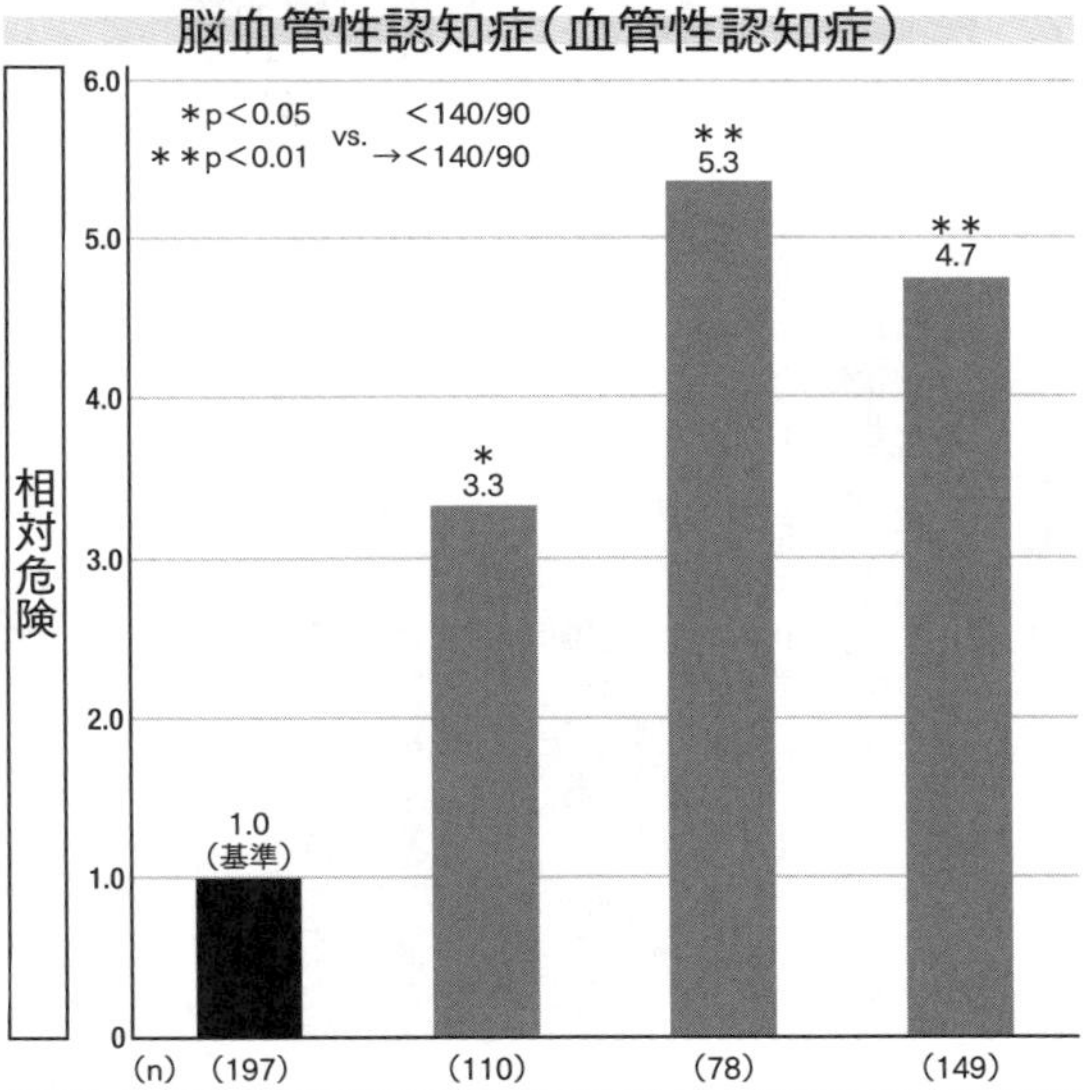

中年期血圧（mmHg）	＜140/90	＜140/90	≧140/90	≧140/90
	↓	↓	↓	↓
老年期血圧（mmHg）	＜140/90	≧140/90	＜140/90	≧140/90

久山町男女 534 人、65-79 歳、1988-2005 年、多変量調整
調整因子：性、年齢、学歴、降圧薬内服、糖尿病、
血清総コレステロール、慢性腎臓病、脳卒中既往、BMI、
喫煙、飲酒
Ninomiya T, et al. Midlife and late-life blood pressure and dementia in Japanese elderly : the Hisayama study. Hypertension 2011;58:22-28. より引用改変

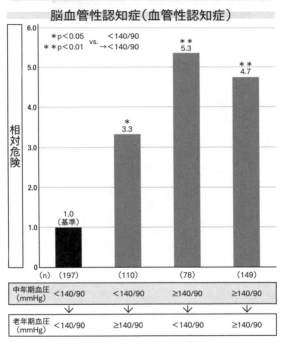

肥満の人は適正体重の人より認知症になりやすい

生活習慣病の一つである肥満も認知症の発症に関与します。

肥満度を測る数値としてよく知られるのが、「ＢＭＩ（ボディマス指数）」ですが、これは体重（kg）を身長（m）の2乗で割ることで求められます（図6参照）。

ちなみに日本ではＢＭＩ22が標準で、25を超えると肥満、18・5未満は低体重とされています。

国立台湾大学の研究では、肥満度を示すＢＭＩが20・5～22・9の適正群の人と、25・5以上の肥満群の人を比較すると、肥満群の人のほうが2・44倍認知症を発症しやすいことがわかりました。また、23・0から25・4のやや体重が重めというレベルの人も適正群の人に比べると、リスクは1・87倍になりま

図６ BMI（ボディマス指数）の計算式

$$\mathrm{BMI} = 体重\mathrm{kg} \div (身長\mathrm{m})^2$$

（例）身長 170 ㎝、体重 68 kgの場合は、
68 kg÷身長（1.7m）^{2} = 23.53、BMI は 23.53 となります。

す。ただし、20・4以下のやせている群もリスクは1・84倍だったので、闇雲に体重を減らせばいいというわけではなさそうです。

また北米神経科学学会が60代の人を対象にした8年に及ぶ調査では、肥満体型の人は記憶にかかわる「海馬」が1年あたり約2％ずつ収縮していて、標準体型の人の2倍の収縮率となっていたこともわかっています。

生活習慣病を予防することが認知症予防にもなる

高血圧や糖尿病、そして肥満などの生活習慣病になって

しまうと、「血管がボロボロで、血液がドロドロで、血流が悪い」体になります。すると脳にも十分な血液が送られなくなるので、脳の細胞は栄養不足、酸素不足の状態に陥ってしまい、活性が失われていきます。

その結果、アミロイドβなどの原因物質が溜め込まれて、神経細胞のダメージが進んでしまえば、アルツハイマー型認知症やレビー小体型認知症へとつながっていきますし、もしも酸素が一切届かなくなれば脳血管障害が起こり、血管性認知症を引き起こします。

だから認知症を予防するには、生活習慣病にならないように気をつけることがとても大事なのです。

実は逆に「血管がボロボロで、血液がドロドロで、血流が悪い」から生活習慣病になるという面もあります。高血圧や糖尿病などの予防法として推奨されているのは、「血管を丈夫にして、血流を良くする」ことにつながる生活習慣ばかりであるのはそのせいであり、まさにそれは、33ページでお話しした「認知症の９割を予防する最大の秘訣」とイコールです。

生活習慣の改善に遅すぎるということはない

18ページでもお話ししたように、２０２２年から２０２３年（令和４から５年）にかけて実施された「認知症及び軽度認知障害の有病率調査並びに将来推計に関する研究」では、２０３０年（令和12年）の認知症の患者数は５２３万人にのぼると推定されています（20ページの図１参照）。

ただ、２０１３年（平成25年）の時点で出されていた同様の研究では、同じ２０３０年の認知症患者数は７４４万人と推定されていました。つまり、最新のデータから推定される患者数は10年前に推定されていた患者数より3割も減っているのです。

　また、軽度認知障害（ＭＣＩ）の患者数も、10年前には830万人になると推定されていたのが、最新のデータによる推定では593万人に下方修正され、こちらも約3割減っています。

　これは、2012年（平成24年）時点で得られた認知症の実際の患者数、軽度認知障害の患者数の合計自体は10年後の2022年に追跡調査した結果とほとんど変わっていないにもかかわらず、その内訳を見ると認知症の患者数が減って予備軍のほうが増えていることから、予備軍から認知症へ進行した人の割合が低下した可能性が考慮されたことによるものだそうです。

　2024年5月8日付の日本経済新聞の記事では、この調査・推計を行った厚生労働省研究班の代表でもある九州大学の二宮利治教授による「(予備軍から認知症へ進行した人の割合が低下した背景には）健康意識の高まりや喫煙率の低下などがあるのではないか」という分析も報じられていました。

これこそが、生活習慣を改善すれば、認知症の発症リスクを下げられることを物語るものだと言えるのではないでしょうか。

軽度認知障害の段階で進行を食い止めることができれば、日常生活に大きな支障はなく、自立した生活を継続することができます。もっと言えば、改善する可能性もあると私は考えます。

もちろん、生活習慣の改善は早い段階から始めるに越したことはありませんが、何歳からであっても手遅れということはありません。２０２３年に国際アルツハイマー病協会が標語として掲げていたように、認知症予防は「Never too early, never too late」（「早すぎるということもなければ、遅すぎるということもない」）なのです。

早速今日から、次の第2章で紹介するような、認知症を遠ざける生活習慣をできるものから積極的に取り入れていきましょう。

第2章

認知症を予防する生活習慣

「血管を丈夫にして、血流を良くする」＋αの生活習慣が鍵

第1章でもお話ししたように、認知症予防の基本となるのは、高血圧や糖尿病などの予防にもつながる「血管を丈夫にして、血流を良くする」生活習慣です。脳にまで十分な酸素や栄養が届けられれば、年を重ねても生き生きとした神経細胞を維持しやすくなり、認知症を遠ざけることができるのです。

もちろん、さらに効果的に予防するには、「認知症」の原因をより意識した対策を講じることも大事です。両方を併せて行えば、まさに鬼に金棒だと言っていいでしょう。

そこでこの章では、「認知症＝生活習慣病」という観点に立った「血管を丈夫にして、血流を良くする」ための対策と、「認知症＝脳の病気」という観点からのよりピンポイントな対策の両方を、認知症予防のために心がけたい生活

習慣としてお話ししていくことにしましょう。

それが健康にいいことはわかっていても、習慣を変えるというのは決してかんたんではありません。だからと言って良くない習慣を続けていると、認知症はじわじわとあなたに近づいてきます。

確かに最初はそれなりに努力も必要です。でも、頑張って続けていればいつの間にか習慣になり、気づけば努力なしに当たり前にできるようになります。

とにかくまずは、これならやれそうだなと思うことから始めてみてください。

有酸素運動は血行を良くする効果が非常に高い

生活習慣病の予防のためにも、認知症の予防のためにも、まず第一に私がおすすめしたいのは「有酸素運動」です。

有酸素運動というのは、酸素を使いながらある程度の時間をかけて行う運動のことです。こういう言い方をすると難しく感じるかもしれませんが、ウオーキングやサイクリング、エクササイズなどはすべて有酸素運動です。ちなみに無酸素運動というのは、酸素を使用せず、短距離走や筋トレなど筋肉に対して瞬発的に高い負荷をかける運動のことです。

なぜ、有酸素運動のほうをおすすめするのかというと、酸素を使う有酸素運動は血行を良くする効果が非常に高いからです。脳に十分な血液が流れれば、栄養や新鮮な酸素がたっぷりと送り込まれるので、脳の細胞も活性化します。

体力にあまり自信がない人でも気軽にできるのは、なんといってもウオーキングでしょう。気軽であるだけでなく、ウオーキングによって、脳（海馬）の血流が増加することが、東京都健康長寿医療センター研究所のラットを使った実験でわかっています。しかもこの結果は、若いラットでも高齢のラットでも同様だったそうなので、そういう意味でもウオーキングは、高齢者にとってやらなくては損な運動だと言えるでしょう。

一日の歩行時間が長いほど認知症発症のリスクが下がる

ウオーキングによって脳の血流がよくなることが、認知症予防にもつながっていることを示すデータも、近年多く出ています。

２０１８年に報告された研究結果によると、東北大学の遠又靖丈氏らのグループが宮城県大崎市に住む65歳以上の１万３９９０人のデータを基に分析したところ、一日の歩行時間が１時間以上の人たちは、30分未満しか歩かない人たちに比べて認知症になる割合が28％程度低くなることがわかりました。30分から1時間未満という人たちが認知症になる割合も、30分未満しか歩かない人たちに比べると19％程度少なく、一日の歩行時間が長いほど、認知症発症のリスクが下がる傾向が示されたのです。

この結果からは、仮に被験者全員が一日1時間以上歩けば認知症の発症が18・1％減少することに寄与し、現在の歩行時間を1つ上のレベル（「30分未満」から「30分～1時間」、あるいは「30分～1時間未満」から「1時間以上」）に増やせば、14・0％の減少に寄与することが推定され、遠又氏らは、「毎日の歩行時間が日本における認知症発症の予防に多大な影響を及ぼしていることを示唆している」と結論づけています。

ただし、一日の歩行時間が長いほど認知症発症のリスクが下がる傾向があるのは確かだとしても、大事なのは運動を継続することです。「毎日1時間歩くぞ！」と張り切って始めたとしても三日坊主で終わってしまっては意味がありません。週に3～4回程度、一日30分以上を目安に始めてみるといいでしょう。あまり大げさに考えなくても、エスカレーターやエレベーターを使うのをやめて階段を使うようにするとか、2日に1回は一駅前で降りて歩く距離を稼ぐ、という方法もあると思います。

なお、先に示した東京都健康長寿医療センター研究所の実験では、どういう速さで歩いても血流が増えることには変わりはない一方で、速く歩くと血圧が著しく上昇することも明らかになりました。ですから、無理のないゆっくりとしたペースで歩くことを心がけてください。

認知機能の低下を抑制する「コグニサイズ」

国立長寿医療研究センターが認知症予防を目的に開発したのが、運動と認知課題（計算、しりとりなど）を組み合わせた「コグニサイズ」です。英語の cognition（認知）と exercise（運動）を組み合わせた造語ですが、軽度認知障害の段階でこのコグニサイズを実施すると、認知機能の低下を抑制することが、自治体などと連携しながら国立長寿医療研究センターが進めてきた研究から明らかになっています。

具体的なやり方が紹介されたパンフレットを見ると、ウオーキングにしりとりや計算などを組み合わせた「コグニウオーク」なども紹介されていますので、楽しみながらウオーキングをしたいという方は参考にされるといいでしょう。「コグニサイズ　パンフレット」で検索するとヒットするパンフレットには、ほかにも高齢者でも無理なく取り組めるプログラムがたくさん紹介されていますよ。

良い睡眠を取れば脳内のゴミがスムーズに排出される

有酸素運動が習慣になると、足腰の筋力が鍛えられる、心肺機能が向上する、活動量が増えることで食欲が増して必要な栄養をしっかり取れるようになるなど、健康長寿につながるさまざまなメリットを得ることができます。

認知症の予防という観点からすると、「夜よく眠れるようになる」というメリットも見逃せません。

脳内のゴミの排出はその大半が睡眠中になされることは以前からわかってい

ましたが、ワシントン大学の研究班が２０１３年に発表した論文によると、入眠困難や中途覚醒、早朝覚醒などがあって睡眠が不安定な人は、睡眠が安定している人に比べてアルツハイマー型認知症の原因物質となるアミロイドβの蓄積が５・６倍も多くなることがわかりました。

また、睡眠不足は高血圧や糖尿病のリスクを上げるという報告もあり、生活習慣病の予防という観点から見ても、良質な睡眠をしっかりと取ることは非常に有効だと言えるでしょう。

具体的には夕方以降のカフェインの摂取を控える、寝る直前の1時間はスマートフォンを触らないようにする、起床後2時間以内に太陽の光を浴びて体内時計をリセットすることなどが、睡眠の質を上げるポイントだと言われています。

「一汁三菜」を心がけると食事のバランスが保たれる

生活習慣病を防ぎ、認知症を遠ざけるためには、やはりバランスの良い食事を取ることは大事です。

国立長寿医療研究センターと国立がん研究センターの研究グループが共同で行った日本全国の地域住民を対象にした研究では、多様な食品を摂取すると、認知症のリスクを低下させることが明らかになっています。

この傾向は男性には見られなかったものの、女性の場合は、一日に摂取する食品の種類が最も多いグループでは、最も少ないグループに比べて認知症の発症リスクは33％も低下していたのです（次ページの図7参照）。

バランスが良く、多様な食品を摂取するという意味で最もおすすめなのは、日本人が長く親しんできた和食の基本と言われる「一汁三菜」です。

図7 食多様性（食品群/日）5群と要介護認知症発症リスクとの関連

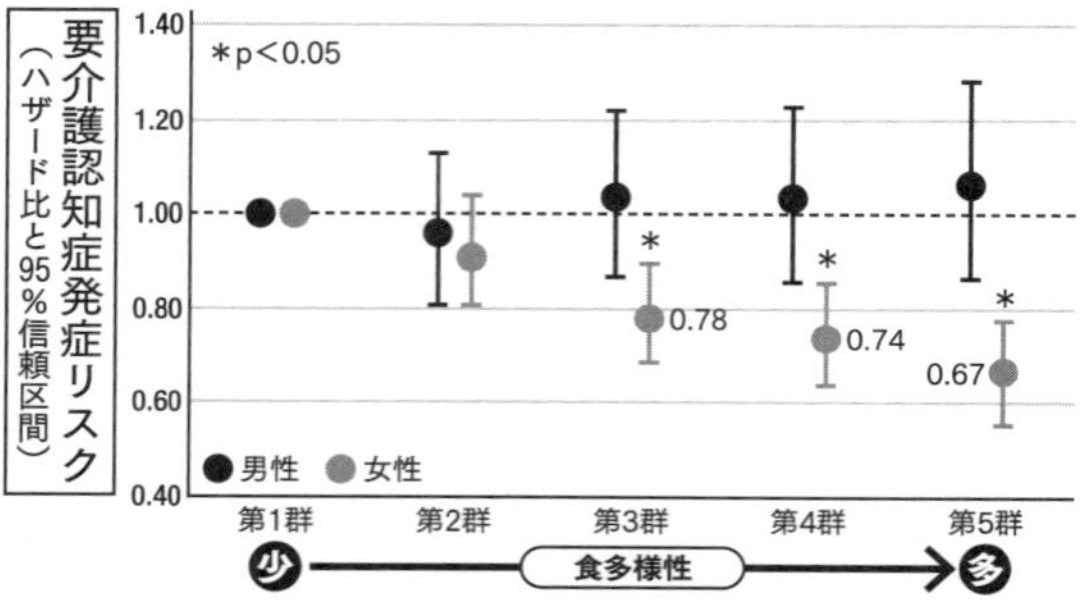

※保健所ごとに層別化後、年齢、BMI、糖尿病既往歴、アルコール摂取、喫煙、総エネルギー摂取、ビタミンサプリメント摂取、身体活動、職業、同居者の有無を統計学的に調整（Otsuka, Zhang, et al., Clin Nutr.2023, in press）

ご存じのように一汁三菜とは、主菜1品と副菜2品に汁物とご飯を組み合わせた食事スタイルのこと。主菜からは動物性・植物性のタンパク質を、緑黄色野菜や淡色野菜、海藻や豆、芋などが多く使われる副菜や汁物からは、ビタミンやミネラル、食物繊維などをしっかりと摂取することができます。

35ページでも紹介した、九州大学が中心となって行っている久山町での疫学調査でも、60〜79歳の男女１００６人を対象に食事パターンと認知症の関連性が調べられていますが、「緑黄色野菜や淡色野菜、大豆・大豆製品、藻類、牛乳・乳製品、魚、果物、イモ類」をよく摂取するほど認知症になりにくいという結果が出ています。これらの食材を上手に取るのにも一汁三菜はぴったりでしょう。

塩分と主食のご飯の取りすぎには注意が必要

ただし、和食で注意したいのは塩分です。塩分の取りすぎで高血圧になると脳血管障害のリスクが上がり、血管性の認知症になる心配もあるので、「減塩」は心がけたい生活習慣の一つです。

イギリスでは、2005年から〝What's good for your heart is good for your head〟(心臓病の治療が認知症予防となる)というスローガンを掲げ、生活習慣病の予防に関するさまざまな取り組みをしてきましたが、その取り組みの重要なテーマの一つが「減塩」でした。2008〜2011年の75歳以上の認知症の有病率が1989〜1994年に比べ、2〜3割も減少したのはその成果ではないかと考えられています。

厚生労働省が発表している「日本人の食事摂取基準」では、一日の塩分摂取量を男性は7・5g未満、女性は6・5g未満と定めていますので、それを超えないように気をつけてください。味噌や醤油、漬物などは塩分が高めなので、塩分が控えめのものを選ぶなどするほうが安心です。

もう一つ注意したいのは、主食であるご飯の食べすぎです。砂糖のように甘くなくてもご飯は糖質なので、食べすぎれば肥満のもとになりますし、糖尿病のリスクも上がります。ご飯や甘いお菓子などの糖質の取りすぎにはくれぐれも注意してください。

肥満は「血管がボロボロで、血流が悪い」状態をもたらす

肥満が認知症の危険因子となることはすでにお話ししたとおりです。第１章でもお話ししたＢＭＩなどを目安に、適正体重を維持することも大事な心がけです。

数字を見れば肥満体型であるのが明らかでも、「やせようと思ってもなかなかダイエットが続かない」という人は多いかもしれません。ただし、肥満自体が生活習慣病の一つなので、大きな問題が表面化していないとしても体の中は

「血管がボロボロで、血液がドロドロで、血流が悪い」状態になっている可能性は高いと言えます。内臓脂肪から出る炎症物質によって血管が傷つき、動脈硬化を進ませることもわかっています。

若い頃より大幅に体重が増えたのだとしたら、脳への血流が滞っている危険もあります。より大きくなった体に血液を流そうにも、心臓の働きは同じか、年を重ねたぶんむしろパワーダウンしているのですから当然です。必死の働きである程度までは持ち堪えられたとしても、心臓が悲鳴を上げるのは時間の問題でしょう。

ここまで紹介してきた認知症を予防するための運動習慣や食習慣を心がけることはダイエットにもつながると思いますが、やせること自体を目的にするやり方の提案は、残念ながら私の専門外です。信頼できる方からアドバイスをもらうなどしてご自分に合った方法を見つけてください。

血圧が高い場合は適切な治療を受けることも大事

生活習慣にある程度気を配っていたとしても、血管がしなやかさを失っていくという加齢現象はなかなか避けることができません。年齢とともに血圧が徐々に上がっていくのもそのせいです。

年だから仕方がないとそれを放置してしまうと、高くなった血圧が血管を傷つけて動脈硬化が進み、そのせいでさらに血圧が高くなり、それがまた血管を傷つけるという悪循環にもつながりかねません。

そこで血圧のセルフチェックを習慣にして、高い値が続くようなら適切な治療を受けることも大事だと私は思います。幸い高血圧には、私がエーザイ時代に認知症薬の「アリセプト」よりも前に開発した「デタントール」をはじめとして、比較的安価で良い薬がたくさんあります。かく言う私自身も血圧の薬を飲んで、130／80㎜Hgの血圧を維持しています。

なお、血圧の薬を飲み始めたら、自分の判断で勝手に服用をやめないようにしてください。

老年期になってからの禁煙でも認知症のリスクは下がる

「百害あって一利なし」と言われる喫煙は、認知症予防の上でも害だと言わざるを得ません。

カナダのマギル大学の研究チームが高齢者500人を対象に調査したところ、「タバコを吸ったことがない人」「以前は吸っていたが禁煙した人」「喫煙を続けている人」の順に、大脳皮質が薄くなっている傾向があることがわかりました。大脳皮質の減少は、認知能力の低下につながるので、この結果は喫煙が認知症のリスクを上げることを示唆するものだと言えるでしょう。

繰り返し紹介している久山町での疫学調査でも、アルツハイマー型認知症の発症リスクは、「生涯にわたって非喫煙」の人を基準にすると、「中年期に喫煙、老年期に非喫煙」の人は１・６倍、「中年期も老年期も喫煙」の人は２・０倍高く、血管性認知症の発症リスクについては、「中年期に喫煙、老年期に非喫煙」の人は１・９倍、「中年期も老年期も喫煙」の人は２・９倍も高いことがわかっています（次ページの図８参照）。

この結果は、かつて喫煙していた人でも、禁煙することで認知症のリスクを下げられることを示しています。なかなかタバコがやめられないという人も、吸う本数を徐々に減らして、できるだけ早いタイミングでの禁煙をぜひ目指してください。

図8 喫煙レベルの推移と病型別認知症発症の関係

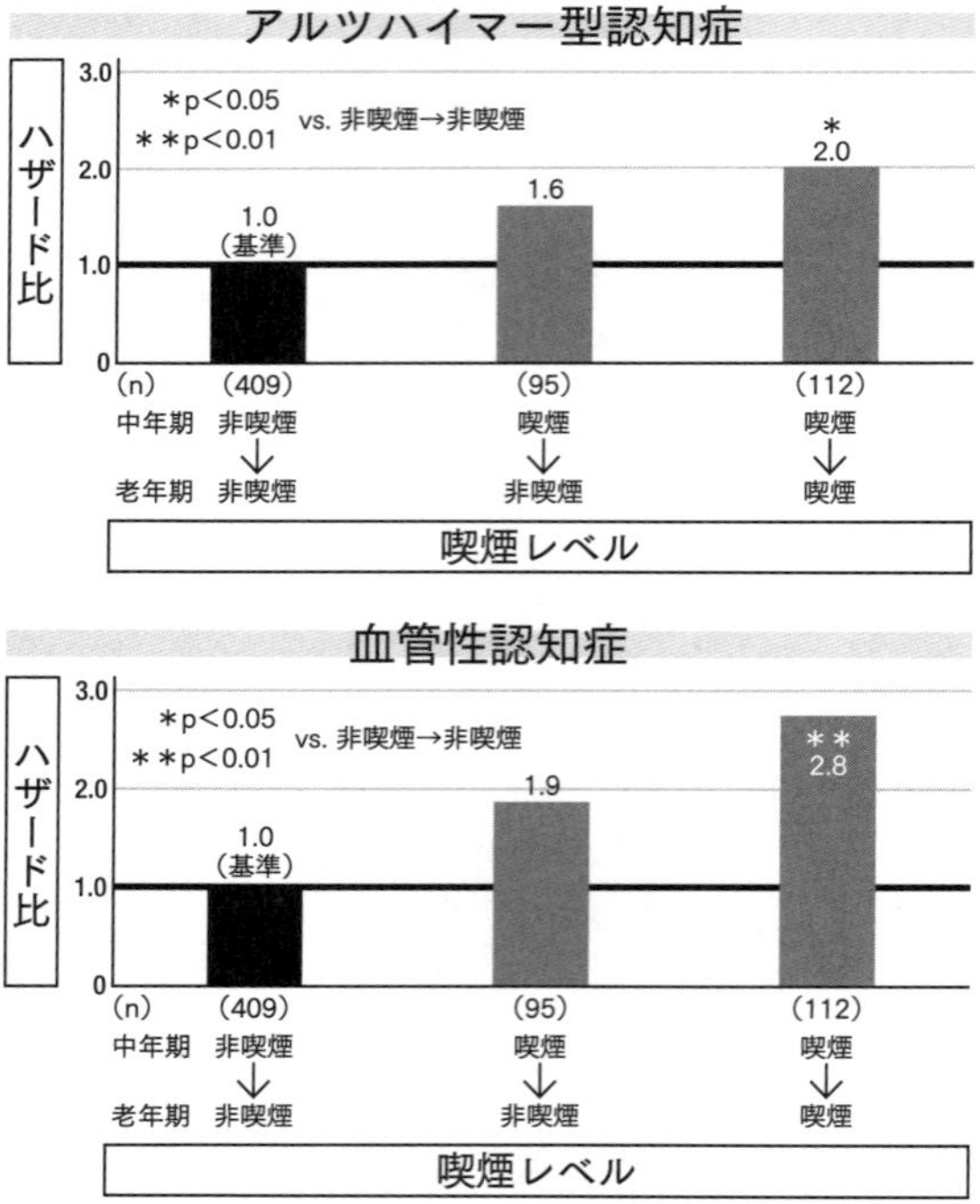

調整因子：年齢、性、学歴、高血圧、降圧薬服用、心電図異常、
糖代謝異常、血清総コレステロール、BMI、
脳卒中既往歴、飲酒

久山町男女 616 人、65 ～ 84 歳、1973 ～ 2005 年、多変量調整
(Ohara T, et al : Midlife and late-life smoking and risk of dementia in the community : the Hisayama Study. J Am Geriatr Soc 63 : 2332-2339, 2015. より引用改変)

歯周病もアルツハイマー型認知症の原因の一つになり得る

この章の最後にお話ししておきたいのが、口腔ケアについてです。

重度の歯周病があると、高血圧や糖尿病などの生活習慣病のリスクが有意に高まることが近年よく知られるようになってきました。

それに加え、歯周病がアルツハイマー型認知症の原因の一つになり得ることが明らかになりつつあるのです。

名古屋市立大学大学院医学研究科の道川誠教授らの研究グループが、アルツハイマー病を発症するマウスに歯周病菌を感染させて５週間後の脳を調べたところ、歯周病のマウスでは記憶をつかさどる海馬でのアミロイドβの量が、歯周病ではないアルツハイマー病のマウスの脳と比較して、約１・４倍に増えていました。さらに、記憶学習能力を調べる実験でも、歯周病のマウスでは認知機能が低下していたのだそうです。詳しいメカニズムはまだ解明されていませんが、歯周病のマウスの脳内では、歯周病菌から出ている毒素などが増えていたので、それによってアミロイドβが作られる量が増えたのではないかと考えられているようです。

歯周病は歯を失う原因にもなりますが、しっかりと噛めなくなることもアルツハイマー病の原因になると言われています。噛むことで脳が刺激され、血流が増加することはわかっているので、それが阻害されることが、アミロイドβを溜め込むことにつながっているということでしょう。

口腔ケアの基本はもちろん歯磨きと歯間ケアですが、食後や就寝前にしっかり歯磨きをしたとしても、わずかに残った歯周病菌などの口腔内細菌が夜寝ている間に大量に増殖する上、口から飲み込んだ口腔内細菌が体に悪影響を及ぼすという説が近年有力視されています。

歯磨きというと、食後にするものというイメージがありますが、口腔内細菌による体への悪影響を最小限に抑えるためにも、起床後、何かを飲んだり食べたりする前にしっかりと歯磨きをする習慣をもつようにしてください。

第3章

科学的に正しい認知症予防に効く食べ物

食べ物に含まれる「認知症予防に効く物質」

第2章では、認知症予防のために心がけたい生活習慣の一つとして、バランスの良い食事を取る食習慣についてもお話ししました。

「バランス良く食べること」が基本になるのは確かだとしても、より積極的に認知症を予防するには、「認知症予防に効く物質」を、その成分を持つ食べ物などから積極的に取ることも大事でしょう。

そこで第3章では、私が認知症を根本的に治療する新薬を開発するために膨大な数の物質について調べるなかで、「認知症予防の効果があるのではないか」と見当をつけ、さらにそれを裏付ける信頼度の高いエビデンスも存在する物質を成分にもつ食品をご紹介していきたいと思います。

ただし、食品は薬ではありませんので、それを食べたからといって確実に認知症が予防できるという保証はありません。認知症に効く成分が含まれていることと、その成分が人間の体内で実験どおりの効果を発揮することは必ずしもイコールではないのです。また、いくら認知症予防にいいものだとしても、極端な取り方をすると、かえって毒になることもあります。食品ですから、厳密な適量というものはありませんが、過剰に摂取するようなことは避け、常識的な量で取り入れるようにしてください。

食べ物の抗酸化作用であらゆる「老化」が抑制される

具体的な食品を紹介する前に、認知症予防には主にどういう作用のある物質が効くのかについてお話ししておきましょう。

私たちの体内では、「活性酸素」が常に発生しています。「活性酸素」は呼吸で取り込まれた酸素の一部が化学反応を起こすことで生まれる強い酸化力をもつ物質で、細菌から体を守るなど重要な役割を担う一方、増えすぎると細胞に強いダメージを与えます。それが老化の原因となるのみならず、血管が傷つくことによる動脈硬化やそれを原因とする脳梗塞や心筋梗塞、さらには内臓疾患やがんなど、ありとあらゆる病気を引き起こしてしまうのです。

もちろん私たちの体にも、細胞を酸化ストレスから守る「抗酸化システム」は備わっているのですが、活性酸素があまりにも増えすぎてしまったり、加齢などによって抗酸化酵素の産生が少なくなったりすると、その処理が追いつかなくなってしまいます。

それを助けてくれるのが抗酸化作用を持つ物質です。

体の外から取った抗酸化作用が高い物質の力を借りれば、増えすぎた活性酸素を無毒化することができるので、老化が抑制され、健康な血管を維持することもできます。そうして生活習慣病を予防すれば、認知症を遠ざけることができるでしょう。

また、脳に十分な血液が送れるよう血行を良くするには、末梢の血管を広げたり、血管の弾力性を高めたりする作用がある物質や、血中のＬＤＬコレステロール（悪玉コレステロール）値を下げたり血液の凝固を抑えたりする、いわゆる「血液サラサラ作用」のある物質も欠かせません。

また、アミロイドβの凝集やタウタンパク質のリン酸化、そしてα－シヌクレインの凝集を抑制する作用のある物質もあります。そのような物質はアルツハイマー型認知症やレビー小体型認知症を予防するための強い味方になってくれるでしょう。

認知症予防のための重要な成分を併せ持つポリフェノール

認知症予防に効く物質として注目しておきたいのは、ポリフェノールです。

ポリフェノールとは、多くの植物が持つ、紫外線や害虫、有害微生物などのストレスから身を守るための「抗酸化物質」の総称で、高い「抗酸化作用」のみならず、その多くにはアミロイドβの凝集抑制作用があることも確認されています。

つまり、ポリフェノールは、「抗酸化作用」と「アミロイドβ凝集抑制作用」という認知症を予防するための2つの重要な働きを併せ持つ、極めて優れた物質なのです。

一口にポリフェノールと言っても、自然界には5000種以上ものポリフェノールが存在します。そして私たちの身近にある食品にも良質なポリフェノールを含むものがたくさんあり、どれも優れた抗酸化作用をもつので、日々の食事に積極的に取り入れていくといいでしょう。

なお、「ポリフェノールの抗酸化作用によってアミロイドβの凝集が抑えられる」と書かれた記事が散見されますが、厳密に言うとそうではありません。抗酸化作用によって血管が丈夫になり、脳の血行が良くなれば、脳の活性は上がります。それによってアミロイドβの排出が促進される効果が期待できるのは確かですが、アミロイドβの凝集抑制効果というのはそれとはまったく別の作用です。抗酸化作用はあくまでも活性酸素を除去する作用のことであり、アミロイドβの凝集抑制作用ではないことは覚えておいてください。

認知症予防に効く成分を含む食べ物はたくさんある

もちろんポリフェノール以外にも、認知症予防の効果が期待できる物質はたくさんあります。ここからはポリフェノールも含め、認知症予防に効くとされる物質が具体的にどういう食品に含まれているのかについてお話ししていくことにしましょう。

認知症予防におすすめの食品①

カレー

インド人のアルツハイマー病の発症率は、アメリカ人の4分の1だというデータがあり、その理由はインド人がよく食べているカレーに含まれる「ウコン（ターメリック）」にあるのではないかと考えられています。

そしてその鍵となるのは、ウコンに含まれる「クルクミン」というポリフェノールであることが明らかになってきました。

金沢大学の研究チーム（山田正仁教授や小野賢二郎教授）が行ったアルツハイマー病の脳の病変を再現した試験管内での実験で、クルクミンにはアミロイドβの凝集を抑えたり、すでに凝集したものを分解する作用があることがわかったのです。

また、アルツハイマー病にしたマウスにクルクミンを投与すると、アミロイドβタンパクの固まりができにくくなることもわかったそうです。さらには、レビー小体型認知症の原因物質であるα－シヌクレインを分解する働きがある可能性も見えてきました。

人の体内でも同じように働くことはまだ証明されてはいませんが、60〜93歳の認知症でないアジア人（１０１０人）を、カレーの摂取について「よく食べる」「時々食べる」「ほとんどあるいはまったく食べない」の3つにグループ分けして調べた結果、「よく食べる」と「時々食べる」のグループの人たちのMMSE（Mini Mental State Examination／認知機能を測る神経心理テストの一種）のスコアが、「ほとんどあるいはまったく食べない」のグループよりもよかったというシンガポールの研究グループによる調査結果もあるので、カレーを食べることが、認知機能の維持に効果があることは十分期待できます。「時々食べる」程度でも効果はあるようなので、無理なく取り入れられるのではないでしょうか。

またクルクミンには、強力な抗酸化作用や抗炎症作用があり、そういう意味でも、カレーを食べることによる健康効果は高いと言えます。

というわけで私も、「加齢《カレー》になったらカレーを食べましょう！」と皆さんにおすすめしています。

ＦＡＯ／ＷＨＯ合同食品添加物専門家会議（ＪＥＣＦＡ）は、クルクミンの一日許容摂取量を「体重1kgあたり3mg」と設定しているので、体重50kgの人なら150mgが上限となります。カレー1杯に含まれるクルクミン量は5～10mg程度なので、普通に食べている分には過剰摂取の心配はありませんが、万が一取りすぎてしまうと肝機能障害を起こす可能性も報告されているので、極端に多い量を食べるのは避けてください。

認知症予防におすすめの食品②

緑茶・抹茶

緑茶や抹茶には、「カテキン」という苦味成分が含まれますが、これもポリフェノールの一種です。小豆やココアにも含まれています。

そしてこのカテキンにも、アミロイドβが脳内に溜まるのを抑える働きがあることが、動物実験によって明らかになっています。

カテキンには血中のコレステロール値を低くする作用もあるので、血管を守ったり、血流を良くするのにも有効ですし、抗ウイルス作用や血糖値の抑制作用、肥満を抑制する作用なども確認されているので、高い認知症予防効果が期待できます。

緑茶を飲む習慣が認知症の予防につながる可能性を示唆した一つの例が、金沢大学の研究グループ（山田正仁教授、篠原もえ子助教）が２００６年から進めていた石川県七尾市中島町在住の60歳以上の住民２千数百名を対象とした大規模な疫学研究の結果です。

「なかじまプロジェクト」と呼ばれるこの研究において、緑茶を週に１～６回飲む人は、５年後に認知機能が低下するリスクが約２分の１に、毎日１杯以上飲む人たちは約３分の１に減少していることがわかったのです。

玉露のような高級なお茶や新茶に多く含まれる旨味成分である「テアニン」というアミノ酸には、一過性の脳梗塞などによる神経細胞の死滅を抑制する作用があることが報告されています。神経細胞の死滅は、認知症発症の引き金になりますから、この作用もかなり注目に値すると言っていいでしょう。

なお、苦味成分のカテキンは比較的高い温度で溶け出しやすく、旨味成分のテアニンは低温のほうが抽出されやすいという性質があります。

認知症予防におすすめの食品③

赤ワイン

喫煙率が高く、バターや肉など動物性脂肪の摂取量も多いにもかかわらず、心疾患による死亡率が低いことで知られているのがフランスです。「フレンチ・パラドックス」と呼ばれるこのような現象が起こる理由は、フランス人が日常的に飲んでいる赤ワインに隠されていたことを示す研究結果が1992年に報告されました。

赤ワインには「アントシアニン」「ミリセチン」「モリン」「レスベラトロール」といった優れたポリフェノールがたくさん含まれているので、それらによる高い抗酸化作用が動脈硬化を防ぎ、心疾患のリスクを下げているのだと考えられます。アントシアニンには血小板が固まるのを抑えたり、血管を強く保つ働きもあるので、それを含めて考えれば、動脈硬化を予防するという意味では最強の食品だと言えるのかもしれません。

レスベラトロールには、いわゆる長寿遺伝子（サーチュイン遺伝子）を活性化する働きがあると言われ、寿命を延ばす効果も期待できます。長寿遺伝子はカロリー制限をすることで活性化できると言われていますが、レスベラトロールを摂取すれば必ずしもカロリー制限は必要ないことが動物実験によって明らかになっています。

赤ワインの認知症予防効果については、フランスのボルドー大学中央病院の研究チームが、65歳以上の３７７７名に対し3年間にわたって行った調査結果で、ワインを毎日3〜4杯（３７５〜５００ml）飲んでいる人は、飲んでいない人に比べ、認知症の発症リスクが約5分の1、アルツハイマー病の発症リスクは4分の1だったと報告しています。

また、イタリアのミラノ大学の研究チームは、「毎日グラス1杯半の（赤）ワインを飲み続けると、記憶力の回復に効果があり、アルツハイマー病などの神経細胞の変性が原因とされる病気にかかりにくくなる可能性がある」と発表しました。これは、レスベラトロールがもつ、脳の細胞同士を結び付ける作用によるものだと分析されています。

このように認知症予防のみならず、さまざまな健康効果が期待できる赤ワインですが、飲みすぎればかえって健康を害することになりかねませんので、適量を楽しむようにしましょう。アルツハイマー病にならなくても「アル中ハイマー」になっては元も子もありませんからね（笑）。

なお、「ぶどうジュースでもいいですか？」という質問をいただくことがありますが、大半のポリフェノールは果皮や種子に含まれているので、果実を丸ごと搾った色の濃いジュースを選べば効果は期待できるかと思います。ただ、ジュースは糖分も高めなので、こちらも飲みすぎには注意してください。

認知症予防におすすめの食品④

玄米・全粒粉

主食として同じ量を食べるのなら、精製された白いご飯より玄米や分つき米を、精製された小麦粉を使ったパンよりは全粒粉を使ったパンを選ぶことを、私はおすすめします。

なぜかというと、糠《ぬか》や外皮、そして胚芽が残る玄米や全粒粉には、白米や小麦粉より認知症予防や認知機能の維持に役立つ可能性が高い成分が多く含まれているからです。

その一つが、ライ麦やオートミール、粟などの雑穀、たけのこなどにも多く含まれている「フェルラ酸」というポリフェノールです。

フェルラ酸の抗酸化作用はとても高く、「酸化防止剤」として食品や化粧品、医薬品などに広く使われています。紫外線吸収作用も高いので、フェルラ酸が配合された日焼け止めも多くあります。また、血管内で血小板が固まるのを防ぎ、血液をサラサラにする作用もあるといわれています。

フェルラ酸にアミロイドβの凝集抑制作用があることは多くの動物実験により確認されていましたが、ファンケルの実験結果によるとタウタンパク質のリン酸化を抑える作用もあることが新たにわかりました。

また、認知症専門医によって軽度認知症と判定された65歳以上の68人（男性：25人、女性：43人）を、「フェルラ酸を含む食品を食べる群」「フェルラ酸などの成分を含まない食品を食べる群（プラセボ群）」に無作為に分け、6か月後に認知機能テスト（ＭＭＳＥ）を行ったところ、フェルラ酸を含む食品を摂取した群のスコアは、プラセボ群より有意に高いことがわかったそうです。

さらに玄米や全粒粉には、「ＬＰＳ（Lipopolysaccharide／リポポリサッカライド）」も含まれます。

日本語だと「糖脂質」あるいは「リポ多糖」と呼ばれるＬＰＳは、免疫細胞を活性化して、免疫力を高め、感染症や生活習慣病を予防したり、アンチエイジング効果も期待できる「免疫ビタミン」の一種です。

そしてこのＬＰＳにもアミロイドβの蓄積や認知機能の低下を抑える作用が

あることが、香川大学の研究によりわかってきました。

ＬＰＳは土の中にいる微生物に由来する成分なので、レンコンなどの根菜や、農薬の使われない海中で育つ「めかぶ」などの海藻類にも含まれますが、根菜などの野菜からとる場合にはなるべく皮を剥かずに食べるのがポイントです。なお、ＬＰＳの含有量だけ言えば、海藻類にダントツに多く含まれます。

玄米や全粒粉に含まれる成分のうち、認知症予防という意味で注目しておきたいのがビタミンB_1（チアミン）です。

ビタミンB_1は、ブドウ糖をエネルギーに変える際に重要な役割を持つので、不足すると疲労やだるさなどの症状があらわれます。

当然ながら脳もエネルギー不足に陥るので、本来あるべき脳の働きが落ちてしまいます。認知症を予防する上では脳の活性を維持することが欠かせないので、これは由々しき事態だと言っていいでしょう。

江戸時代にはビタミンB_1不足による手足の末梢神経の障害（脚気《かっけ》）を患う人が多くいましたが、現代の食生活だと極端にビタミンB_1が不足する事態になることはほとんどありません。ただし、偏った食生活によって不足気味になったり、過度の飲酒や喫煙によって体内から失われることもあるので、ビタミンB_1の摂取に意識を向けておくことは大事だと思います。

ビタミンB_1は豚肉や豆類、うなぎやカツオにも含まれます。ただし、水に溶けやすいので、玄米から取る場合は米を研ぎすぎないようにしてください。

また、ニンニクやタマネギ、ネギやニラなどに含まれる「アリシン」と結合すると吸収率が高くなり、体内での効果も長続きすることも覚えておくといいでしょう。

余分に取った分は排出されるので食品から取るぶんには過剰摂取の心配はありませんが、サプリメントを利用する場合には定められた摂取量を守ることが大事です。

認知症予防におすすめの食品⑤

そば

私たち日本人に馴染みの深いそばに極めて多く含まれる「ルチン」というポリフェノールには、優れた抗酸化作用があり、血管を丈夫にして血圧を下げる働きがあることはよく知られています。

宮崎大学の研究では、ルチンには脳の海馬を保護することで、記憶障害を抑制する作用があることも確認され、認知症の予防にも効果を発揮する可能性も示唆されました。

ビタミンCの吸収を良くするのもルチンがもつ作用の一つですが、そば自体にはビタミンCは含まれません。ルチンの力を余すことなく発揮させるなら、ビタミンCを含む大根と一緒に食べる「おろしそば」がおすすめです。

なお、ビタミンCは含まれないものの、そばにはビタミンB_1やB_2が含まれます。ビタミンB_1やB_2はブドウ糖をエネルギーに変える際に重要な役割を果たすので、そばを食べると体も脳も元気になるといえるでしょう。

認知症予防におすすめの食品⑥

コーヒー

実は赤ワインに負けないくらいポリフェノールの含有量が多いのがコーヒーです。

コーヒーの苦味や褐色、香りのもとになっているのは「クロロゲン酸」で、「コーヒーポリフェノール」ともいわれるこのポリフェノールは体の中でその大半がフェルラ酸に代謝されます。つまり、玄米や全粒粉のところで紹介したフェルラ酸の作用は、コーヒーを飲むことでも期待できるというわけです。

コーヒーの特徴的な成分であるカフェインにも高い抗酸化作用があり、２０１５年に発表された国立がん研究センターや東京大などの研究チームによる報告によると、「コーヒーを一日3～4杯飲む」人が狭心症や心筋梗塞などの心臓病で死亡する危険性は、「ほとんど飲まない」人に比べて36％低く、脳内出血や脳梗塞などの脳血管病で死亡する危険性は43％低いことがわかったそうです。これは、クロロゲン酸やカフェインの両方がもつ高い抗酸化作用や抗炎症作用の相乗効果によるものではないかと考えられています。健康的な血管を維持することに役立つことは間違いないので、それが認知症予防にもつながる可能性は高いと言っていいでしょう。

それを示唆するのが、新潟大学大学院の中村和利教授らの研究グループが新潟県村上市、関川村、粟島浦村に住む40～74歳の人たち１万３７５７人を対象に行った疫学研究の結果です。

コーヒーを一日3杯以上飲むグループの認知症の発症リスクは、まったく飲まないグループの約半分だったことがわかったのです。

カフェインには記憶力を高める働きがあることもアメリカのジョンズホプキンス大学の研究結果などから、近年明らかになっているので、じゃあもっとコーヒーを飲まなくてはという気になるかもしれませんが、問題はカフェインを取りすぎると別の弊害が起きることです。

日本ではカフェイン摂取量の目安は特に定められていませんが、欧州食品安全機関（EFSA／European Food Safety Authority）の基準を参考にするなら、一日あたり400㎎（妊婦の場合は一日200㎎）までを上限にするのがよさそうです。ドリップコーヒー100㎖に含まれるカフェイン量は60㎎くらいなので、1杯を150㎖とするならば一日3杯くらいであれば健康を害する心配はないでしょう。眠気覚ましを目的とするエナジードリンクのたぐいは、大量のカフェインが含まれているものもあるので注意が必要です。

認知症予防におすすめの食品⑦

紅茶

紅茶に含まれる赤い色素は、「テアフラビン」というポリフェノールです。テアフラビンは茶葉が発酵する際に茶葉自身がもっている酵素の働きでカテキンが2つ連なることで作り出される物質で、カテキンと同様に高い抗酸化作用があり、コレステロールを低くしたり、血糖値の上昇を抑える働きがあります。

そのほか、強力な抗菌作用や殺菌作用もあり、インフルエンザウイルスの表面にあるスパイク状のタンパク質を無力化して、人間の細胞に侵入できないようにする効果やさまざまな食中毒細菌に対する殺菌効果があることもわかっています。

認知症予防におすすめの食品⑧

野菜・果物類

野菜や果物は全般的にポリフェノール類を多く含むので、健康維持や認知症予防のために積極的に取りたい食品です。含まれるポリフェノールの特徴や、ポリフェノール以外の健康成分について、有効成分を効率的に取るコツも合わせて順に紹介していきましょう。

●シークヮーサー

長寿の里として知られる沖縄県大宜味村《おおぎみそん》特産の果物として知られるシー

クヮーサーには、「ノビレチン」というポリフェノールが含まれています。

実はこのノビレチンには、神経細胞の突起を伸ばす作用や記憶障害の改善に重要な働きをもつ伝達分子を活性化する作用があることが東北大学の研究によって判明しました。

マウスを使った実験では、ノビレチンにはアミロイドβが溜まるのを抑え、さらにはすでに沈着したアミロイドβを減らす作用があることも明らかになっています。アルツハイマー病と似た症状を示すマウスにノビレチンを投与すると、投与せずアルツハイマー病が進行したマウスより、有意にすくみ行動が回復し、記憶障害が改善されていることもわかったそうです。

さらにノビレチンには、がん細胞の増殖や血糖値の上昇を抑制する働きがあることも示唆されていて、慢性リウマチの予防効果も期待されています。

ノビレチンはほかの柑橘類にも含まれていますが、シークヮーサーの含有量はずば抜けていて、温州みかんの約10倍にもなります。

果実の入手は難しいかもしれませんが、果汁100%のジュースを飲んだり、原液を炭酸やお酒で割って楽しむといいのではないでしょうか。

ノビレチンは果皮に多く含まれるので、マーマレードジャムにするのもおすすめです。果皮を乾燥させた陳皮を煎じて飲んだり、粉にして料理に使うという方法もあります。

●みかん・柚子

みかんや柚子はノビレチンの含有量はあまり多くないものの、皮の内側や薄皮、筋などにヘスペリジンという別のポリフェノールを多く含んでいます。

ヘスペリジンには抗アレルギー作用があることが知られていますが、それは毛細血管を強化して血流を改善する働きによるものだと考えられています。だとすれば、高血圧や動脈硬化などの生活習慣病の予防効果も十分期待できるでしょう。また、高い抗酸化作用を持つビタミンCの働きを高める作用もあります。

ヘスペリジンも果皮に多く含まれるので、マーマレードジャムや陳皮にして利用するといいでしょう。また、みかんや柚子を食べるときには、薄皮や筋を除かずに食べるのもポイントです。

●タマネギ

タマネギに豊富に含まれるのは、黄色くてやや苦味のある「ケルセチン」というポリフェノールです。

そしてこの「ケルセチン」に認知機能の維持に役立つ作用があることが、農研機構、北海道情報大学、岐阜大学等の研究グループによって報告されています。

60～80歳の健康な男女70人に、ケルセチンを多く含む、またはケルセチンを含まないタマネギ粉末を約5か月間毎日食べてもらい、認知機能テスト（MMSE）の前後のスコアを比較したところ、ケルセチンを多く含むタマネギを食べた人たちは、ケルセチンを含まないタマネギを食べた人たちよりスコアの上昇が大きいことが確認されたのです。

また、東京大学大学院の研究グループが行ったヒトの腸管上皮のモデル細胞やラットを使った実験で、ケルセチンには腸管でのコレステロールの吸収を抑え、血中コレステロールの濃度上昇を有意に抑制する作用があることが確認されました。タマネギには、血液の凝固を防ぎ、血液をサラサラにしたり、血栓ができるのを予防する効果のある辛味成分である硫化アリルも含まれるので、高血圧や動脈硬化を防ぎ、心筋梗塞、脳梗塞などの発症リスクを下げるという意味でも、積極的に食べたい野菜だといえるでしょう。

なお、ケルセチンは、緑茶やリンゴなどにも含まれていて、加熱しても壊れにくい成分です。タマネギの場合は皮に多く、黄色味が強い品種ほど多く含まれています。

●シソ・ピーマン・春菊

先にあげた東京大学大学院の研究グループによって、ケルセチンと同様に、腸管でのコレステロールの吸収を抑える働きがあることが確認されているのがシソやピーマン、春菊、セロリ、パセリなどに多く含まれる「ルテオリン」というポリフェノールです。

ルテオリンに動脈硬化を予防する効果があることは以前から報告されていましたが、東京大学大学院の別の研究グループは、一部のポリフェノールには肝臓からのコレステロールの分泌を抑制して血中のコレステロールレベルを下げる働きがあり、中でもルテオリンが最もその作用が高いことを見いだしました。また、マウスにルテオリン混合食を長期（57日間）投与したところ、血中コレステロールレベルの低下のみならず、脂肪肝の抑制および体重の増加も抑制されたそうです。

なお、ルテオリンは抗アレルギー作用があることでも知られており、特に花粉症の症状を和らげるといわれています。

●緑黄色野菜

緑黄色野菜は、「色の濃い野菜」と表現されることも多いですが、厚生労働省の基準によれば、可食部100gあたりに含まれるβカロテンの量が600マイクログラム（μg）以上の野菜のことです。ニンジンやカボチャ、ホウレンソウ、ブロッコリーなどがそれにあたります。ホウレンソウの根元が赤いのは、赤ワインにも含まれるアントシアニンによるものなので、根元の部分もぜひ有効活用してください。

なお、含有量自体は基準に達していないものの、食べる頻度が多くトータルすれば十分なβカロテンが取れると判断されるピーマンなども緑黄色野菜に分類されています。

緑黄色野菜と呼ばれる根拠となるβカロテンには、非常に優れた抗酸化作用があります。つまり、ポリフェノールとのダブル効果で、より効果的に健康な血管を維持し、動脈硬化を防ぐことができるのです。βカロテンは必要なときにはビタミンAに変換され、皮膚や粘膜を健康に保ったり、薄暗いところでの視力を維持するのにも役立ちます。βカロテンは油に溶けやすいので、バターで炒めるなど、油脂と一緒に食べることで吸収が良くなります。

●トマト

ピーマン同様、単位あたりのβカロテン含有量は基準以下でも食べる頻度が多いことから緑黄色野菜に分類されているトマトには、リコピンという成分が多く含まれています。

リコピンはトマトの赤色を作り出す成分で、スイカや柿、ピンクグレープフルーツなどにも含まれます。注目すべきは、その高い抗酸化作用で、βカロテンの約2倍、ビタミンEと比較するとなんと100倍にもなるといわれています。

リコピンは加熱しても壊れにくいという特徴があり、生のトマトよりも、成分がギュッと濃縮されるトマトジュースやケチャップ、トマトソースなどの加工品に多く含まれます。βカロテン同様、油に溶けやすい性質があるので、オリーブオイルとは味の相性だけでなく、栄養的な相性も良いといえるでしょう。

●パセリ、ピーマン、キウイ、レモン、イモ類

パセリやピーマンなどの野菜のほか、キウイやレモンなどの果物、イモ類などにも多く含まれるビタミンCにも高い抗酸化作用があり、免疫力維持の働きがあることもわかっています。またコラーゲンの生成を助ける作用もあることから美肌に効く成分というイメージが強いですが、コラーゲンは血管の弾力性を保つのにも欠かせないものなので、認知症予防という観点からしてもビタミンCは欠かせません。

また、金沢大学の研究グループが進める既出の「なかじまプロジェクト」では、アルツハイマー型認知症の危険因子となる「アポE４」という遺伝子をもつ女性でも、ビタミンCを豊富に含む食品を摂取すると、認知機能の低下（認知症または軽度認知障害の発症）のリスクを大幅に下げられる可能性があることもわかりました。

「アポE4」というのは、中枢神経において脂質の代謝にかかわるタンパク質のタイプを決める3つの遺伝子のうちの一つで、日本人ではこの遺伝子をもっている人は、もっていない人に比べてアルツハイマー病発症のリスクが約3・9倍になることが報告されています。特に女性にこの傾向が強いことはわかっていましたが、ビタミンCがその予防につながる可能性が示唆されたのです。

ビタミンCの性質として覚えておいていただきたいのは、水に溶けやすく、熱にも弱い、ということです。効率よく摂取するには、手短に洗い、加熱も最低限にすることを心がけるといいでしょう。溶け出すことを想定して、スープなどにして食べるのもおすすめです。

●レンコン・柿

レンコンの切り口が黒く変色するのは、「タンニン」というポリフェノールが含まれているからです。タンニンは渋み成分としてもよく知られていて、柿や赤ワイン、茶葉などにも含まれます。

タンニンには高い抗酸化作用があり、奈良県立医科大学の研究グループによるラットを使った研究では、柿に含まれるタンニンには血管を緩めたり、収縮を抑制する作用があることが確認され、血圧を下げる効果があることが示唆されました。

レンコンや柿にはビタミンＣも含まれます。さらにはナトリウムの排出を助けるカリウムも含まれているので、それも血圧を下げることにつながるのだと考えられます。

レンコンの変色を防ぐのに水にさらすことが多いですが、タンニンやカリウムもビタミンＣ同様に水溶性のため、あまり長くさらしすぎると失われてしまうので注意が必要です。一方、柿は水にさらす必要がないので、成分を無駄なく摂取しやすいといえるでしょう。

●イチゴ

イチゴには「フィセチン」というポリフェノールが含まれます。

このフィセチンに記憶の定着を増強する働きがあることが、アメリカのソーク研究所と武蔵野大学が行ったラットの海馬を用いた検証やマウスの行動解析により、明らかになりました。

また、「ゾンビ細胞」とも呼ばれる老化細胞（細胞としての寿命を過ぎても体の中に残っている細胞）が蓄積されると、動脈硬化や糖尿病、慢性腎不全、がん、アルツハイマー病などの「加齢がリスク因子となる疾患」の恐れが高まりますが、フィセチンにその老化細胞を除去できる可能性が見いだされていて、研究が進められています。

リンゴや柿からもフィセチンは摂取できますが、効率的に取るなら含有量がダントツに多いイチゴ（単位あたりリンゴの6倍、柿の15倍）を選ぶのがおすすめです。

●グレープフルーツ・はっさく

グレープフルーツやはっさくの苦味は「ナリンギン」というポリフェノールによるものです。

ナリンギンには抗酸化作用だけでなく、血栓を防止し、血中脂肪酸を分解する作用や、血管を丈夫にして血流を改善する効果があることがラットやマウスを使った実験で確認されています。

ナリンギンには食欲を抑える効果があることも知られていて、ダイエット効果も注目されていますが、薬と一緒に取ると薬の作用を阻害したり、副作用が強く出ることがあります。特に高血圧の薬は効能が強く出すぎて血圧が下がりすぎる危険もあるので、薬との飲み合わせについてはかかりつけ医に必ず相談してください。

認知症予防におすすめの食品⑨

大豆

大豆は、良質な植物性タンパク質やカルシウム、ミネラル、ビタミンなど体に良い成分を豊富に含む、優れた健康食品です。

大豆の成分といえば「イソフラボン」が有名ですが、これもポリフェノールの一種で、高い抗酸化作用があることが知られています。

イソフラボンには、女性ホルモンの一つであるエストロゲンに似た作用もあり、更年期障害の症状を軽減したり、骨粗しょう症を予防する効果があることが知られています。また、国立がん研究センターが行った2万人の女性を対象にした疫学研究では、イソフラボンをたくさん取る人は、あまり取らない人より乳がんになりにくいこともわかりました。

イソフラボンは大豆だけでなく、豆腐や豆乳、納豆、ゆば、きな粉、おから、味噌、醤油といった大豆を原料とする加工食品のほとんどに含まれているので、いろいろなかたちで取ることができます。

イソフラボン摂取目安量の上限は一日70〜75㎎とされていますが、それを超えたからといって直ちに健康被害に結びつくというものではありません。ただし、サプリメントからの一日の摂取量は30㎎を上限とすることを心がけましょう。

認知症予防におすすめの食品⑩

魚

アジやイワシ、サバ、サンマなどの青魚や、カツオ、マグロ、サケにはDHA（ドコサヘキサエン酸）が豊富に含まれています。

DHAは、人間の体内でつくることができないため、食品から摂取する必要がある必須脂肪酸の一つであるオメガ3系脂肪酸に分類されます。

オメガ3系脂肪酸には、脳や血管などの細胞膜を柔らかくする働きがあるので、脳での情報伝達をスムーズにしたり、動脈硬化を予防する効果があると考えられています。

そんななかでもDHAは脳の神経組織の発育や維持に欠かせない物質とされ、国立長寿医療研究センターの研究などから、DHAの量が低下すると、老化による認知機能低下を引き起こすことが明らかになっています。

また、先にあげたすべての魚には、同じくオメガ3系脂肪酸のEPA（エイコサペンタエン酸）も豊富に含まれます。

EPAには「血液サラサラ」作用があることが知られていて、動脈硬化や脂質異常症の予防薬にも使われています。血液がサラサラになると血流が良くなって脳の活性も高まりますし、血管性認知症予防にもつながります。

このように多くの魚は、DHA・EPAという認知症予防の強力な援軍となる2つの成分を豊富に併せ持っているので、認知症を遠ざけるのに欠かせない食品だと言っても過言ではありません。

なお、えごま油やアマニ油、クルミなどに含まれる「α－リノレン酸」もオメガ3系脂肪酸の一つで、しかも肝臓で吸収された後、EPAに変換され、その後DHAにも変換されます。魚が苦手だという人は、α－リノレン酸を多く含む食品を意識してとるようにするといいでしょう。

また、オメガ3系脂肪酸はとても酸化しやすいので、調理後は早めに食べることを心がけてください。

認知症予防におすすめの食品⑪

ビール

ビールの原料の一つであるホップに含まれる苦味成分に、認知機能を改善する効果があることが近年明らかになってきました。

まず、東京大学の協力を得てキリンホールディングス株式会社が行った研究では、ビール醸造の過程で「α酸」から変化する「イソα酸」という苦味成分には、アルツハイマー病の予防効果と認知機能低下を改善する効果があることが認められました。

その後、キリンホールディングスは順天堂大学との共同研究も進め、熟成して苦味がまろやかになったホップに含まれる「熟成ホップ由来苦味酸」と名付けたポリフェノールの一種となる成分に、認知機能やストレス状態を改善する働きがあることを、健常人を対象にした臨床試験で確認したことも発表しています。

もちろん、赤ワイン同様飲みすぎはデメリットのほうが大きくなりますが、適量のビールを楽しむことは、認知症予防のための良い習慣だと言っていいでしょう。イソα酸や熟成ホップ由来苦味酸はノンアルコールビールにも含まれるので、お酒が苦手な人はそちらを活用するという手もあります。

認知症予防におすすめの食品⑫

ナッツ

アーモンドやクルミ、ピスタチオ、カシューナッツなどには、オメガ3系やオメガ6系の不飽和脂肪酸や、ポリフェノール、ビタミン、ミネラル、食物繊維など、健康や美容に良い成分がたくさん含まれています。

認知症予防という意味で注目したいのは、強い抗酸化作用をもち、血管や肌を若々しく保つことから「若返りのビタミン」とも呼ばれるビタミンEを豊富に含んでいることです。

ナッツ類の中では、アーモンドや落花生に多く含まれますが、オリーブオイルやひまわり油、うなぎ、タラコ、カボチャ、アボカドなどもビタミンEの含有量が多いことが知られています。

また、ナッツ類やオリーブオイル、ひまわり油には一価不飽和脂肪酸の代表である「オレイン酸」も豊富に含まれます。一価不飽和脂肪酸もオメガ3系やオメガ6系の多価不飽和脂肪酸と同様に動脈硬化などを予防する優れた作用がありますが、加熱しても壊れず、酸化しにくいのが多価不飽和脂肪酸とは異なる特徴です。

認知症予防におすすめの食品⑬
ゴマ、ごま油

ゴマやごま油には、オレイン酸やオメガ６系脂肪酸の「リノール酸」などの不飽和脂肪酸がたっぷり含まれていますが、「ゴマリグナン」というポリフェノールも含まれます。含有量自体はゴマ全体の１％にも満たないのですが、このゴマリグナンには微量でも強力な抗酸化作用を発揮するという優れた特徴があります。

「セサミン」や「セサミノール」はゴマリグナンの一つですが、セサミンは肝臓の働きを助けることが知られていて、サントリーと東京大学の共同研究では肝臓がんの予防効果があることもわかったそうです。ごま油に多いセサミノールにはＬＤＬコレステロールの酸化を防ぐ作用があり、動脈硬化の予防に役立つといわれています。

認知症予防におすすめの食品⑭

卵（卵黄）

脳の神経細胞同士が情報をやり取りする際には、アセチルコリンという化学物質を欠かすことができません。

そんなアセチルコリンのもとになるのが卵黄に多く含まれるリン脂質のコリンです。コリンという原料を食べ物からしっかりと補給すれば、十分な量のアセチルコリンがつくられて、情報のやり取りがスムーズになります。コリンを継続的に取り続けることで、言語記憶の改善が見られるとするデータもキユーピー株式会社から出されています。

ただし、コリンには神経細胞の活性を上げる効果はなく、コリンの補給で認知機能の改善が期待できるのは、アセチルコリンを合成できるくらいに神経細胞が元気であることが前提です。材料だけがたくさんあっても、工場がきちんと稼働しなければ商品の生産ができないのと同じです。つまり、単にコリンを補給するだけでは認知症の予防にはならないことは覚えておいてください。

とはいえ、卵は完全栄養食品ともいわれますので、健康のためにも毎日の食事に意識的に取り入れるといいでしょう。

なお、アセチルコリンという化学物質は認知症治療においても重要な物質で、それについては第5章で詳しくお話しします。ここではその名前だけ頭に入れておいてください。

認知症予防におすすめの食品⑮

ニンニクオイル

血小板の凝集を阻害して血流をスムーズにしたり、アセチルコリンの分解を防いだりすることで脳機能をアップさせる「アホエン」は、ニンニクに含まれる「アリシン」が低温の油に溶け込むことで生成される化合物です。

つぶしたニンニクを、湯煎して50度くらいに温めたオリーブオイルに漬け込めば、アホエンたっぷりのニンニクオイルが自作できるので、作ってみてはいかがでしょうか。なお、アホエンはにおい成分から作られるので、無臭ではない、においのあるニンニクを選ぶのがポイントです。

また、アホエンは熱に弱く100度まで加熱すると壊れてしまうので、サラダのドレッシングにしたり、パンにつけるなどして、加熱せずに食べるのが鉄則です。

光を遮断して育てる岡山県特産の黄ニラにもアホエンは含まれます。黄ニラは柔らかくて甘味があるので、アホエンを壊したくないなら生で食べてください。ただし、生のニラを食べすぎると、強い殺菌作用が災いして腸内細菌のバランスが崩れることがあるので、その点は注意してください。

「地中海食」が健康長寿の秘訣となる理由とは？

バランスのいい食事として、第2章では和食をおすすめしましたが、もう一つご紹介しておきたいのが、「地中海食」です。

地中海食とは、イタリアやギリシャ、スペインなどの地中海沿岸諸国で一般的な食事スタイルのことで、この地域で暮らす人たちの健康長寿の秘訣として広く知られ、その効果に関する研究も進んでいます。
地中海食のポイントは以下の3つです。

1、野菜やフルーツ、全粒穀物、豆、ナッツなどを豊富にとる
2、魚介類を高頻度にとり、肉は赤身より鶏肉を多くとる
3、オリーブオイルをよく使い、食事とともに適量の赤ワインを飲む

このように地中海食は、「認知症予防におすすめの食品」のオンパレードなので、体だけでなく、脳の健康にも良い食事スタイルだと言えるでしょう。

最低限覚えておきたい5つの食品はこれ！

ここまで認知症予防効果が期待できる食品についてお話ししてきましたが、

もちろんこれらを毎日全部食べろと言いたいわけではありません。大事なのはあまり堅苦しく考えず、それぞれの生活スタイルに合わせて、無理なく継続的に取り入れていくことです。

また、たくさんの食品をご紹介したので、すべてを記憶するのはなかなか難しいかもしれませんね。そこで、「おすすめの中でも特におすすめ」ということで、以下の５つを挙げさせていただきます。

1、インド人をアルツハイマー病から守る「カレー」

2、万能の苦味成分を含む「緑茶」

3、ポリフェノールの宝庫である「赤ワイン」

4、長寿の里の名産、「シークヮーサー」

5、ＤＨＡ・ＥＰＡがダントツに多い「青魚」

この5つを忘れずに覚えておいて、より意識的に取り入れるようにしてください。

食品から取りにくい成分はサプリメントで取るのもよい

食品としては日本では一般的でなかったり、そもそも食品にするのが難しい植物の中にも、認知症予防効果が研究報告されているものがあります。

そのような植物の有効成分を摂取するのに活用できるのがサプリメントです。いろいろな会社から工夫を凝らしたサプリメントが発売されていますので、ここに挙げた植物名をキーワードにご自身でも調べてみてください。

ただし、「これは効きそうだ！」と思ったとしても過剰に摂取するのはおすすめできません。食品同様に、適量を取ることが大切です。

また、常用している医薬品がある場合は、飲み合わせの問題などが起きる可能性もあるので、サプリメントを取るかどうかは、医師や薬剤師に必ず相談するようにしてください。

●黒ガリンガル

東南アジアの山岳地帯に自生するしょうが科の植物である黒ガリンガルは、その地に住む山岳民族の間では「健康と長寿をもたらす山の神様の贈り物」と呼ばれ、タイ王室でも１２００年も前から伝統生薬として重宝されてきた薬草です。

実際、黒ガリンガルには、ポリフェノールの一種であるメトキシフラボン類やアントシアニン、必須微量ミネラルのセレンなど健康に良いさまざまな成分が含まれていて、優れた抗酸化作用、抗炎症作用のみならず、「終末糖化産物」（AGE／36ページ参照）の生成を抑制する作用もある食品であることが確認されています。それらが生活習慣病の予防につながり、健康と長寿をもたらしているのでしょう。

近年は抗認知症作用を有する可能性も示す論文も出されていて、さらなる研究が進められています。

●イチョウ葉

イチョウ葉には、ポリフェノールの一種であるフラボノイドに糖が結合したフラボノイド配糖体や、テルペンラクトンという機能性成分が含まれています。

これらの成分には、高い抗酸化作用や血小板の凝集を抑えて血流を改善する効果があり、緑葉から抽出されたイチョウ葉エキスは、欧米では医薬品としても認可を受けています。また、人を対象にした臨床試験で、記憶力や認知機能が改善するという研究結果も報告されていて、認知症予防効果の可能性も検討されています。

●バコパ（バコパモンニエリ）

バコパは、ゴマノハグサ科の湿性の多年草で、インドの伝統医学であるアーユルヴェーダでも使われてきた薬草で、バコパに含まれる「バコパサポニン」には記憶力や集中力を高める、精神を安定させる、ストレスを和らげるなど、脳の健康維持につながるさまざまな効果があることが、動物実験のみならず、人を対象にした研究でも確認されています。

さらに、バコパサポニンには、脳からアミロイドβを取り除いたり、神経伝達物質であるアセチルコリンの合成を促進したり、アセチルコリンの働きが阻害されるのを防ぐ作用があることも確認されています。

●桑の葉

桑の葉にはポリフェノール類やビタミン類、亜鉛、マグネシウム、カルシウムなどさまざまな栄養素が含まれ、特にカルシウムの含有量が多い（小松菜の1・5倍、牛乳の27倍）ことで知られています。

私が代表取締役を務める「グリーン・テック株式会社」でのマウスを使った研究により、この桑の葉から抽出したエキスにはアミロイドβの凝集を抑制したり、アミロイドβの細胞毒性を抑制する作用があることが確認され、論文も提出しています。

●バナバ

ミソハギ科サルスベリ属のバナバはフィリピンではありふれた植物なのですが、葉を煮出したお茶は健康によい「神秘のお茶」として親しまれてきました。葉には、タンニンやグルコースも含まれますが、主成分はコロソリン酸です。マウスを使った実験で、コロソリン酸には血糖値を下げる働きがあることが確認されています。

第4章

82歳の私が認知症と無縁でいられる理由

「生き方」や「考え方」も認知症リスクに影響する

私は人生の大半をかけ、認知症治療薬の開発や研究に徹底的にかかわってきました。その過程において、認知症を予防するために何が必要なのかについても、たくさん勉強してきました。

じゃあ、自分自身も認知症予防のための対策を徹底して行っているのかというと、正直なところ、実はそうでもないのです。

もちろん基本的には早寝早起きですし、毎日のウオーキングを欠かさないなど、生活習慣病を寄せつけないような生活習慣は身についているとは思いますが、「認知症を防ぐためにやれることはすべてやる！」みたいな気負いはいっさいありません。

例えばポリフェノールが認知症予防に効果があるからといって毎日赤ワイン

を飲んでいるわけではありませんし、ビールはほぼ毎日飲んでいますが、それもホップの認知症予防効果を期待しているからではなく、一日の骨休みとしてお酒を飲むのが好きだからです。

それでも私は、82歳になった今も認知症とは無縁ですし、これから先もその心配はないと思っています。

何を根拠にそんなことが言えるのかというと、私の「生き方」や「考え方」が、結果として認知症を遠ざけているという自負があるからです。

「生き方」や「考え方」などというのは数値で測るようなものではないので、一見、非科学的な尺度であるように感じるかもしれません。「そんなの勝手な思い込みでしょ？」と言いたくなった方もいるでしょう。

けれども、どう生きるか、あるいは、どういう考え方をするかによって、脳の使い方はまったく違ってきます。だとしたらそれが認知症の発症リスクに違いをもたらしているとしても、決して不思議なことではありません。

実際それを裏付けるエビデンスも数多く出されており、認知症予防のためには、食事や運動などの「生理的アプローチ」だけでなく、知的活動や社会参加、そしてメンタルヘルスといった「認知的アプローチ」を合わせて行うことが非常に大事だというのが、認知症にかかわる研究者たちの一致した意見なのです。

「お休みモード」の脳は栄養不足・酸素不足になりかねない

「認知的アプローチ」などというと、少し難しそうに感じるかもしれませんが、わかりやすく言えば、「脳をしっかりと働かせる」ということです。

定年後はのんびり過ごそうなどと言ってただ暇を持て余すような生活をする

のは、脳に「もう働かなくていいよ」と言っているようなものです。

すっかりお休みモードになっている脳には、優先的に栄養や酸素を運ぶ必要はありませんから、送られる血液の量もだんだん少なくなります。よくも悪くも、そのような調整作用が私たちの体には備わっているのです。

もちろん一時的なものであれば大きな問題にはならないでしょうが、その状態がずっと続くと血流はどんどん悪くなり、脳の活性が失われて、ただでさえ加齢とともに弱まっていくアミロイドβなどのゴミを排出する力がより速いスピードで弱まっていきます。

また、十分な栄養や酸素が供給されなくなれば、神経細胞が瀕死の状態になる危険性もあります。これらが認知症の引き金になることはここまで繰り返しお話ししてきたとおりです。

運動不足が続くと筋力はどんどん衰えて、転びやすくなったりもすることで骨折などのリスクも高まります。

脳もそれと同じで、使わなければ衰えてしまい、その分認知症になるリスクも高まるのです。

「脳に楽をさせないこと」が認知症を遠ざける

私は2003年にエーザイを定年退職しましたが、その後も、京都大学大学院薬学研究科寄附講座教授、京都大学大学院薬学研究科最先端創薬研究センター客員教授、同志社大学生命医科学研究科客員教授などを歴任しながら研究を続け、2014年には認知症の根本治療を実現する新薬開発のためのベンチャー企業「グリーン・テック株式会社」の代表取締役に就任しました。20

25年4月からは名古屋葵大学の学長に就任します。

「認知症によって苦しむ人々を救いたい」という思いがすべての活動の原動力になっているのですが、この信念のもとに私の脳はサボることなく働き続け、巡り巡って結果的に、私自身を認知症から遠ざけてくれているのです。

私の場合はちょっと働きすぎなのかもしれませんが（笑）、定年を迎えたからといって、60～65歳で社会の一線から退き、あとは楽をしようなどというのは、あまりにもったいないことだと思います。

今や人生100年時代といわれているのですから、60～65歳なんて人生の折り返し地点を少し過ぎただけです。脳だってまだまだ元気なのに、早々に楽をさせようとするのは、認知症になりやすい状況をわざわざ自分でつくるようなものです。私が教えている学生たちにも、「定年で引退ではなく、定年を機に自分で会社を起こせるような人生プランを立てておきなさい」と指導しています。

今の日本は、年金だけで悠々自適に暮らしていけるような状況ではないので、いやでも仕事をせざるを得ないという部分もあろうかと思います。こんなはずじゃなかったと文句の一つも言いたくなるかもしれませんが、認知症予防のつもりでもうひと息、ふた息頑張ってみてはどうでしょうか。もちろん起業にこだわる必要はないですが、脳のためにも「定年後も働き続ける」という選択はぜひ前向きに検討していただきたいと思います。

「認知的アプローチ」には5つのキーポイントがある

２０１９年に公開された資料によると、東京都健康長寿医療センター研究所の「社会参加と地域保健研究チーム」は、認知症予防のための「認知的アプローチ」のキーポイントとして、以下の5つを挙げています。

1、豊富な知的活動（認知機能を使用する活動）がある

2、知的活動には新しい学習が含まれる

3、他者との交流・会話が豊富にある

4、知的活動・他者との交流は自分にとって満足・楽しみがある

5、長期間にわたって継続することができる（目的意識がある）

これらの5つのキーポイントを実現するという意味でも、「仕事をする」のは理想的な選択肢の一つだといえるでしょう。

私も論文に目を通したり、本を読むなど、仕事のための「知的活動」、「新しい学習」は毎日のルーティンになっていますし、大学では学生たちと、会社では若手の研究者たちと日々交流を重ねています。取材を受ける機会も多いですし、さらには新薬開発のための資金調達にも奔走しているので、仕事という場面だけに限っても、かなりの人たちと「交流や会話が豊富」にあります。

また、これらの活動は私の生きがいでもあり、根本治療薬を世の中に送り出し、認知症によって苦しむ人々を救いたいという「目的意識」があるので、何度壁にぶつかっても諦めることなく「長期間にわたって継続」しています。

仕事以外でも「継続的な知的活動」はできる

先ほど挙げた認知症予防のための1～5のキーポイントは、もちろん、仕事以外でも実現できます。

1の「豊富な知的活動（認知機能を使用する活動）がある」や、2の「知的活動には新しい学習が含まれる」というのは要するに「勉強する」ということですが、勉強自体を目的にするのではなく、目的をもって勉強することが大事だと私は思います。

「美味しい料理を作って家族を喜ばせたい」という目的を達成するために料理を勉強するとか、「建築について誰よりも詳しくなりたい」という目的をもって建築を勉強するなど、はっきりとした目的があればそれがモチベーションにもなり、結果として「長期間にわたって継続することができる」という5のポイントもクリアできるでしょう。

また、同じ目的をもつ人たちとサークルを作るなどすれば、３の「他者との交流・会話が豊富にある」、４の「知的活動・他者との交流は自分にとって満足・楽しみがある」といったことにもつながります。

趣味が「たくさんある人」は認知症になるリスクが低い

好きで興味のあることなら、勉強というより「趣味を楽しむ」という表現のほうがしっくりくるかもしれません。

特に園芸や旅行、スポーツ系の趣味がある人は認知症リスクが低いことは以前から報告されていましたが、趣味の数が多いほど認知症リスクが低くなることも明らかになっています。なお、それが趣味であるかどうかにかかわらず、日常的に読書をしている人は、読書をしていない人よりも認知障害のリスクが低いことを示唆する海外の報告もあります。

また、国立がん研究センターなどの研究グループが、1993年から1994年に茨城県水戸、高知県中央東の2保健所管内に住んでいた40歳から69歳の男女のうち、アンケートに回答し、脳卒中の既往がない2万2377人を20

図９ 趣味と認知症の罹患リスクとの関連

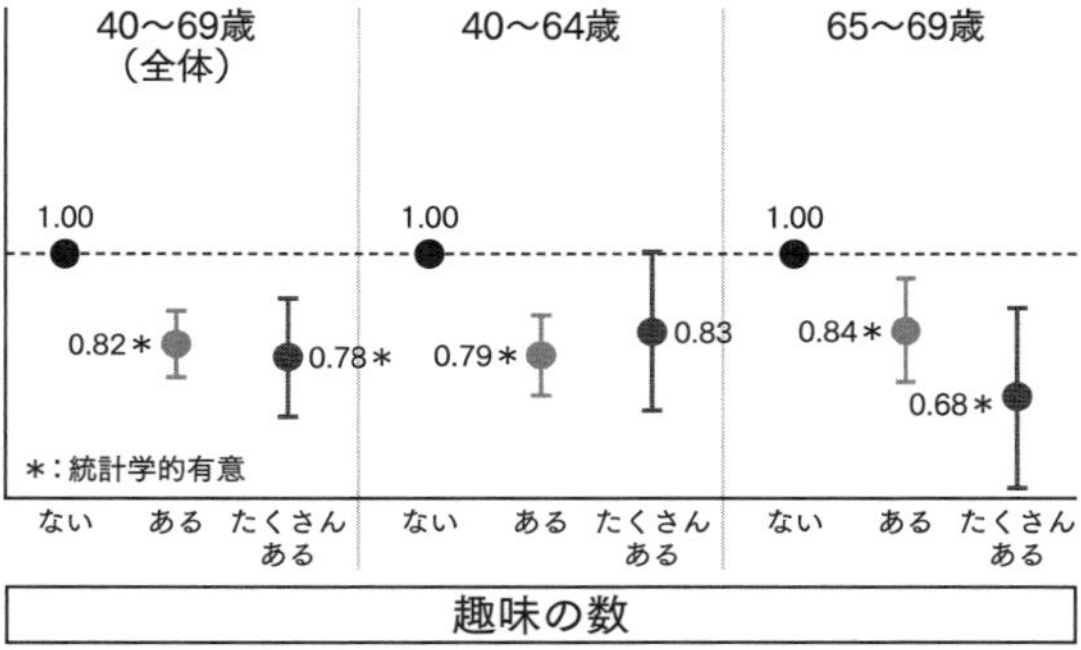

（国立がん研究センターなどによる多目的コホート研究（JPHC 研究）からの成果報告より）

１６年まで追跡した調査でも、アンケート回答時の年齢層が、中年期（40～64歳）でも、それ以上（65～69歳）でも、趣味をもつ人は認知症の罹患リスクが低いという結果が出ています（図９参照）。特に65～69歳の時点で趣味が「たくさんある」と答えていた人は、その後、認知症になるリスクが32％も減少しています。

「とことん極めてやろう！」という本気度も重要

このように趣味をもつことが認知症予防に有効であることはさまざまな調査で明らかになっています。

ただ、私の個人的な意見としては、何事も、なんとなくやるのではなく、「とことん極めてやろう！」くらいの意欲をもってやることも、脳をたくさん働かせるためには大事なのではないかと思っています。

私は趣味の俳句をかれこれ50年続けていますが、今も毎日必ず10句作ることをノルマにしています。五七五というわずか17字で、季語も含んで季節感を表現するわけですが、10句も作るとなるとかなり大変です。それでも、よほどのことがない限りこのノルマを欠かしたことはありません。

月に1回は、俳句の雑誌に投句して、2か月に1回は東京で私が主催するフォーラムに参加します。この会の一部は俳句の会で、二部は研究会という仕立てです。毎回20人ほどが集まるその会合では、自分の俳句5句を作者がわからないように無記名で提出し、それが全部記載された用紙が回覧されます。参加者はその中から自分が良いと思う句を7句選びます。なお、主催である私は7句のほかに特選4句も選びます。

ちなみに私の俳号は「薬王子」といいます。

選句が終わると一人ひとりが自分が選んだ俳句を披講しますが、自分の俳句が選ばれた作者は名乗り出て、それが1ポイントになります。そのポイントをたくさん取った人がその会のウィナー（勝者）になります。

その後、居酒屋に移って懇親会になります。ここではその日に発表した互いの句について言いたいことを言い合います。私はみなさんの句を酷評しまくるのですが（笑）、なんとその酷評が意外にもおおいにウケて、この俳句の会は

30年も続いています。同じ趣味をもつ気心の知れた仲間たちと遠慮のいらない交流は本当に楽しくて、私の活力のもとになっているのは間違いありません。

また毎月投稿している俳誌では一番からビリまで優劣がつけられ、年間を通じて最も優秀だと認められると大きな賞ももらえます。趣味レベルでそんなプレッシャーを負うのは嫌だという人も中にはいるかもしれませんが、私は自分の句がどういう評価を受けるのかを、いつも楽しみにしています。

もちろん、自分の句の順位が下のほうだったり、知り合いの句が高評価を受けていたりするとものすごく悔しいですが、そのぶん、次はもっといい句を作ろうという意欲を掻き立てられます。いくつになっても、このような「競争心」を失わないことも、脳を衰えさせないための秘訣になっているのかもしれません。

俳句は認知症予防にいいことずくめ

もちろん私は好きでやっているのですが、俳句には認知症予防につながる要素がたくさん含まれています。

そもそも俳句が脳の活性化につながるという話はよく聞かれ、「俳句と脳の研究会」なる研究グループが、松山市の支援のもとで、脳科学者である川島隆太教授の協力を得て実験を行ったところ、四則計算などよりも、俳句を作るときのほうが、脳がより活性化することがわかったそうです。私の場合は、一日に60分くらい俳句を考えるのに費やしていますので、これだけで脳の血流がかなり活性化されているに違いありません。

また、いい俳句を作るために、自然の中や名所旧跡に「吟行《ぎんこう》」に出かければ、たくさん歩くことになり、よい運動にもなります。私の場合は京都御所がすぐ近くなので、毎日御所の美しい自然に触れながら俳句を作っています。

また、俳句を作る上では、季語や自然についてたくさん知っていなければなりませんが、いろいろと観察しながら自然の中を歩いていると、名前を知らない花や草、虫や鳥などによく出会います。その度に本で調べたり知ることは、まさに認知症予防のキーポイントである、「豊富な知的活動（認知機能を使用する活動）」であり、「新しい学習」です。

俳人協会に入って会合に参加したり、俳誌に投稿したりするほうが、より深く楽しめると私は思いますが、個人的な趣味として一人で楽しむだけでも、俳句の認知症効果は十分期待できるでしょう。

「認知症予防」だけを目的にすると継続しづらくなる

実は私にはもう一つ趣味があり、それが60年前から続けている剣道です。今も週に１回は道場に行って１時間ほど稽古に励んでいます。

また、「剣道のためのトレーニング」として、腕立て伏せを50回、腹筋を50回、素振りを２００回するのが毎日のルーティンになっています。

この数字を聞くと驚かれる方も多いのですが、すでに習慣になっているので、別に大変だと思ったことはありません。でも、もしも「健康のため」とか、「認知症予防のためにこれをやれ」と言われたら、継続できるかどうか正直自信はありません。あくまでも私は、剣道の腕を上げたいから、トレーニングも頑張っているのです。

年を重ねると、何をやるにも健康のためとか、認知症予防のため、という発想になりがちですが、それだけが目的だと継続するのは難しいと思います。勉強にしろ、運動にしろ、認知症予防以外の目的がもてるかどうか、それ自体を楽しいと思えるかどうかが、継続できるかどうかの分かれ目なのです。

そして、健康効果や認知症予防効果というのは、何かを継続したことで、二次的にもたらされる結果です。そしてその二次的効果はそれをとことん極めようとすればするほど高くなります。逆にどれだけ効果的だといわれることでも継続できなかったり、あるいは適当にやっているというだけでは、健康効果も認知症予防効果もあまり期待はできないでしょう。

難聴で認知症リスクが上がる理由は？

さて、２０１７年の国際アルツハイマー病学会（ＡＡＩＣ）において、認知症の専門家からなるランセット委員会は、「修正可能な認知症の危険因子」として「高血圧」「糖尿病」「肥満」など９つの項目を報告しましたが、その中の１つに「難聴」が挙げられました。その後、２０２０年には医学誌ランセットで、「予防可能な要因の中で最大の危険因子は難聴」という発表もなされています。

難聴があると、音の刺激や脳に伝えられる情報量が少ない状態にさらされてしまい、それが認知症の発症に大きく影響するのではないかという国内外の報告もあるようですが、私は難聴が認知症リスクを上げるのは、人との会話が億劫になり、社会的孤立を深めてしまうことの影響が大きいのではないかと思っ

図10 つながりの多様性得点と認知症発症リスク

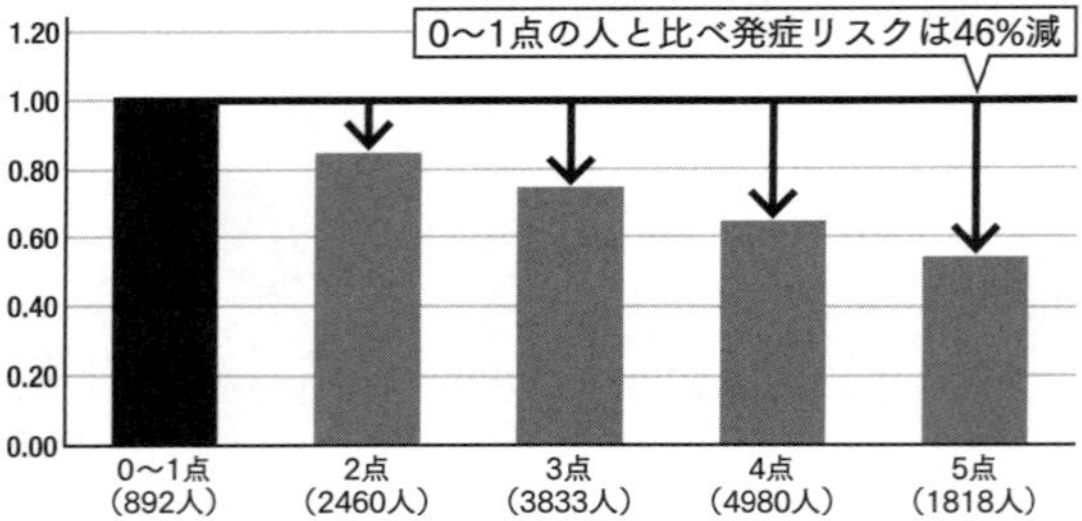

「配偶者あり」「同居家族との支援のやりとりあり」「友人との交流あり」「地域のグループ活動への参加あり」「就労あり」の5項目を集計し、「0〜1点」と比べた「2点」「3点」「4点」「5点」の認知症発症リスクを推定。注)年齢、性別、教育歴、等価所得、糖尿、脳卒中、抑うつ、主観的認知障害、手段的自立、歩行時間、趣味の影響を調整

ています。

国立長寿医療研究センターが65歳以上の1万3984名を約10年間追跡した調査でも、「配偶者がいる」「同居家族と支援のやりとりがある」「友人との交流がある」「地域のグループ活動に参加している」「何らかの就労をしている」という5つのつながりをすべて有している人は、ひとつもない、あるいはひとつだけある、という人と比べて認知症発症リスクが46%低いこともわかっています(図

10参照)。

このようなデータを見ても、仕事や趣味などを通じて配偶者や家族以外との積極的な交流を図ることは、認知症を寄せ付けないための重要な姿勢であるといえるでしょう。

ボランティア活動は継続のモチベーションを維持しやすい

社会とのつながりを増やすという意味で、認知症予防に効果的だといわれるのがボランティア活動です。

少し古いデータにはなりますが、2010年8月〜2012年1月にかけて、全国の31自治体に居住する要介護認定を受けていない高齢者16万9201人を対象にした日本老年学的評価研究機構（JAGES）による調査でも、ボランティアグループ等の地域組織への参加割合が高い地域ほど、認知症リスクを有する後期高齢者の割合が少ないことがわかっています。

確かにボランティア活動をすると、いろいろな人たちと交流したり会話したりすることができます。ただ、認知症のリスクを下げる理由はそれだけではなく、「継続のモチベーションが維持しやすい」ことも関係しているのではないかと私は思います。

ボランティア活動は継続しやすいと言うと意外に思われるかもしれませんが、誰かの役に立ちたい、誰かを助けたいという利他の気持ちというのは実は「生き方の本質」です。だから、本来的にやる気が高まりやすいのです。

私は人助けこそが人生の財産になると思っています。もちろんそれはお金などには換えることができない無形財産ですが、この無形財産をどれだけ築くことができるかが、人生の成功を左右するのです。

一人ひとりがそのような姿勢で生きていれば心がきれいになり、争いも起きず、社会が混乱することもないので、結果として誰もが幸せになれます。

ボランティア活動にしても、誰かの役に立ちたい、誰かを助けたいという気持ちで励んでいれば、豊富な交流や会話の機会も得られますし、いつしかそれが自分の楽しみになれば、長期間にわたって継続することもできます。それが自分自身の認知症の予防にもつながるのだとすれば、これこそがまさに「情けは人のためならず」だといえるのではないでしょうか。

「面倒なこと」をストレスの種にしない秘訣

生きていれば、誰にだって「大変だな」「面倒だな」と思うことに出会います。もしかするとそういうことのほうが多いのかもしれません。

けれども、「大変なこと」「面倒なこと」を「嫌だなあ」という気持ちにつなげてしまうと、それは大きなストレスになります。

みなさんもよくご存じのようにストレスは健康を脅かしますし、もちろん認知症予防という意味でも決して好ましいことではありません。

私が日々多忙を極めていることを知っている人から、「どうやってストレスを解消しているのですか？」と聞かれることがあるのですが、私にストレスはありません。

もちろん「これは大変そうだな」と感じることはあります。でも、「これを私が頑張れば誰かの役に立てる、誰かが喜んでくれる」というふうに発想を切り替えると、「嫌だなあ」という気持ちにはならないのです。だから、私はストレスとは無縁なのです。

この話をすると「私はそんな広い心は持てません」とおっしゃる方もいるのですが、そんなことはありません。さっきもお話ししたように、利他の気持ちこそが「生き方の本質」です。だから、これは自然のことなのです。

もし、日々ストレスに苦しめられているという人は、このような発想の転換を意識してみてください。これを繰り返すことで思考の癖ができると、ストレスから解放されると思います。

ダジャレにも認知症を遠ざける効果あり!?

私はもう一つ、「日々笑顔で過ごすこと」も心がけています。

なぜかというと、自分が笑顔でいれば周りも自然と笑顔になるからです。しかめっつらの人たちに囲まれているより、笑顔でいる人たちと一緒に過ごすほうが絶対に楽しいじゃないですか。だからできるだけ、物事や人の良い面を見るようにして、率先して自分から笑顔で過ごすようにしているのです。

この本の中にもいくつか披露しましたが（笑）、私はダジャレも大好きで、年がら年中ダジャレを言っています。ダジャレをいうのが好きというより、それでみんなが笑ってくれるのが嬉しいのです。

そして実は、笑いも脳の活性化につながるといわれています。

福島県立医科大学医学部疫学講座教授の大平哲也氏らが、２００７～２００

図11 笑いの頻度と
1年後の認知機能低下症状出現との関連（横断研究）

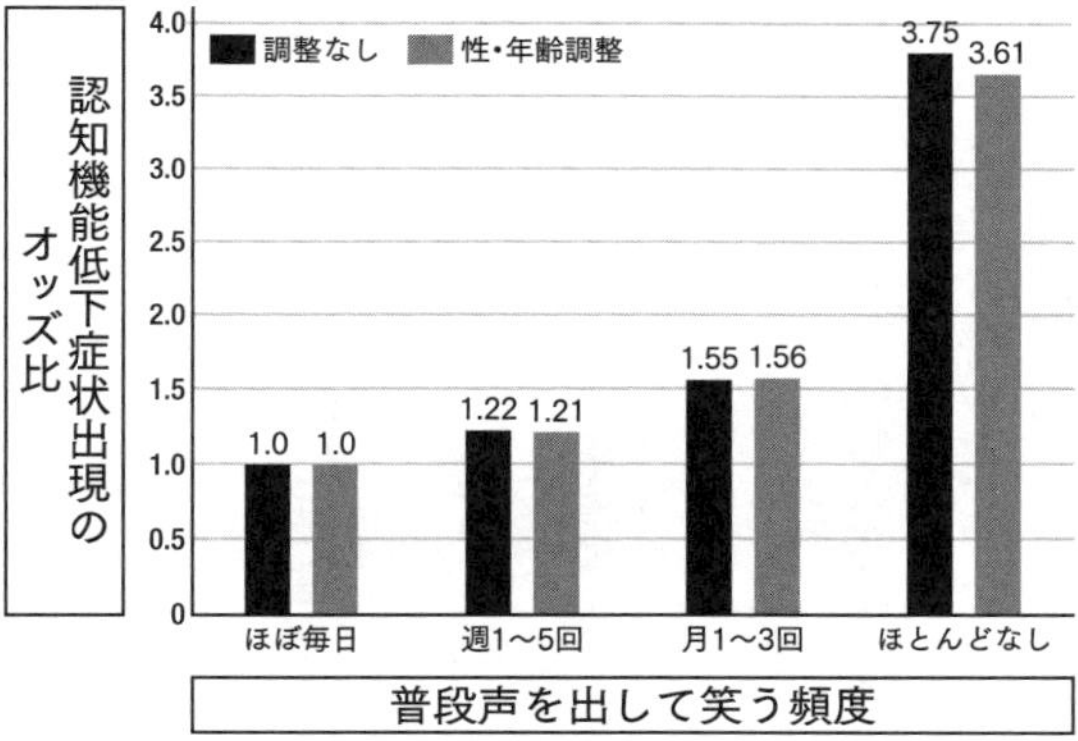

８年に健康診断を受診した４７８０人を対象として、笑いが認知症を予防する可能性について調査しました。そのうち、認知機能の低下が見られなかった７３８人を対象に、笑いの頻度と認知機能低下との関連を調査した結果、笑う機会が「ほとんどない」人は、「ほぼ毎日」笑う人に比べて認知機能低下の症状が出現する危険度が３・61倍になるというデータが出ました（図11参照）。これを見ると、私のダジャレも周りの人の

認知症予防に一役買っているかもしれませんね。

主体的に生きてこそ脳は活性化する

認知症を遠ざけるためには、脳をしっかりと働かせることが大事だというお話をしましたが、その前提として大事なのは、「主体的に生きる」ことだと私は思います。

主体的に生きるというのは、誰かの言うことに従うのではなく、自分で決めて自分で動く、つまり、自分の生活を自分自身でリードすることです。

第2章で「女性には見られた、多様な食品を摂取すると認知症のリスクを低下させるという傾向が、男性には見られなかった」という国立長寿医療研究センターと国立がん研究センターの研究グループの調査結果を紹介しましたが、独居者の男性の場合には、女性と同様の傾向が一部見られたそうです。

その理由として考えられるのが、まさに「主体性」です。女性の場合は、同居者の有無にかかわらず、食事の準備を行っていることが多いのに対し、男性の場合は同居者がいると、食事の準備はせず、出されたものを食べるだけのことが多いからではないかということです。

つまり、多様な食事を取るということだけでなく、そのための食行動（料理をしたり、献立を考えたりすること）が合わさることが認知症予防につながっている可能性が高いのです。

もちろんこれは食事に限ったことではありません。

仕事をするにせよ、趣味を楽しむにせよ、誰かにお膳立てしてもらったことに従うほうが楽であるのは間違いないですが、それだと脳はあまり働きません。

自分がやりたいことを自分で見つけ、自分の意思で前向きに動いてこそ、脳は活性化するのです。

そしてそれは認知症予防のためだけでなく、後半の人生を充実させ、より満足度を高めるためにもとても大事なことではないでしょうか。

認知症と無縁でいるための「小さい勇気」

「始めることさえ忘れなければ、人はいつまでも若くある」

これは、オーストリア出身の哲学者であるマルティン・ブーバーの有名な言葉ですが、これこそが認知症予防の最大の秘訣になると私は思っています。

年齢を言い訳にして、いろんなことを諦めたり、いろんなことを億劫がっていると、脳の老化を止めることはできません。けれども、「始めること」に遅すぎることはありません。私が82歳を過ぎてもまだまだ新しいことを始めようとしているのも、それを信じているからです。

もちろん何かを始めるのに行動力は多少なりとも大事ですが、それを支えるのは「勇気」だと思います。でもそれは決して大きな勇気である必要はありません。「小さい勇気」で十分なのです。

第5章
認知症治療の最前線

神経細胞同士の情報伝達に不具合が生じるのが認知症

私たちの脳内には約1000億個の神経細胞が存在し、情報や刺激を伝達するための複雑な神経回路が構築されています。

ところが何らかの原因で脳の神経細胞の活性が落ちたり、その数が減ってしまうと、神経細胞同士の情報伝達に不具合が生じます。そしてそれが認知症の発症へとつながっていくのです。

神経細胞と神経細胞の接合部は「シナプス」と呼ばれるのですが、実はそこにはわずかな隙間があります。

そのシナプスを行き交い、情報の「運び屋」のような役割を果たすのが、神経伝達物質と呼ばれる化学物質です（図12参照）。

快楽や達成感をもたらす「ドーパミン」や、幸福感をもたらす「セロトニン」、

図12 神経細胞とシナプス

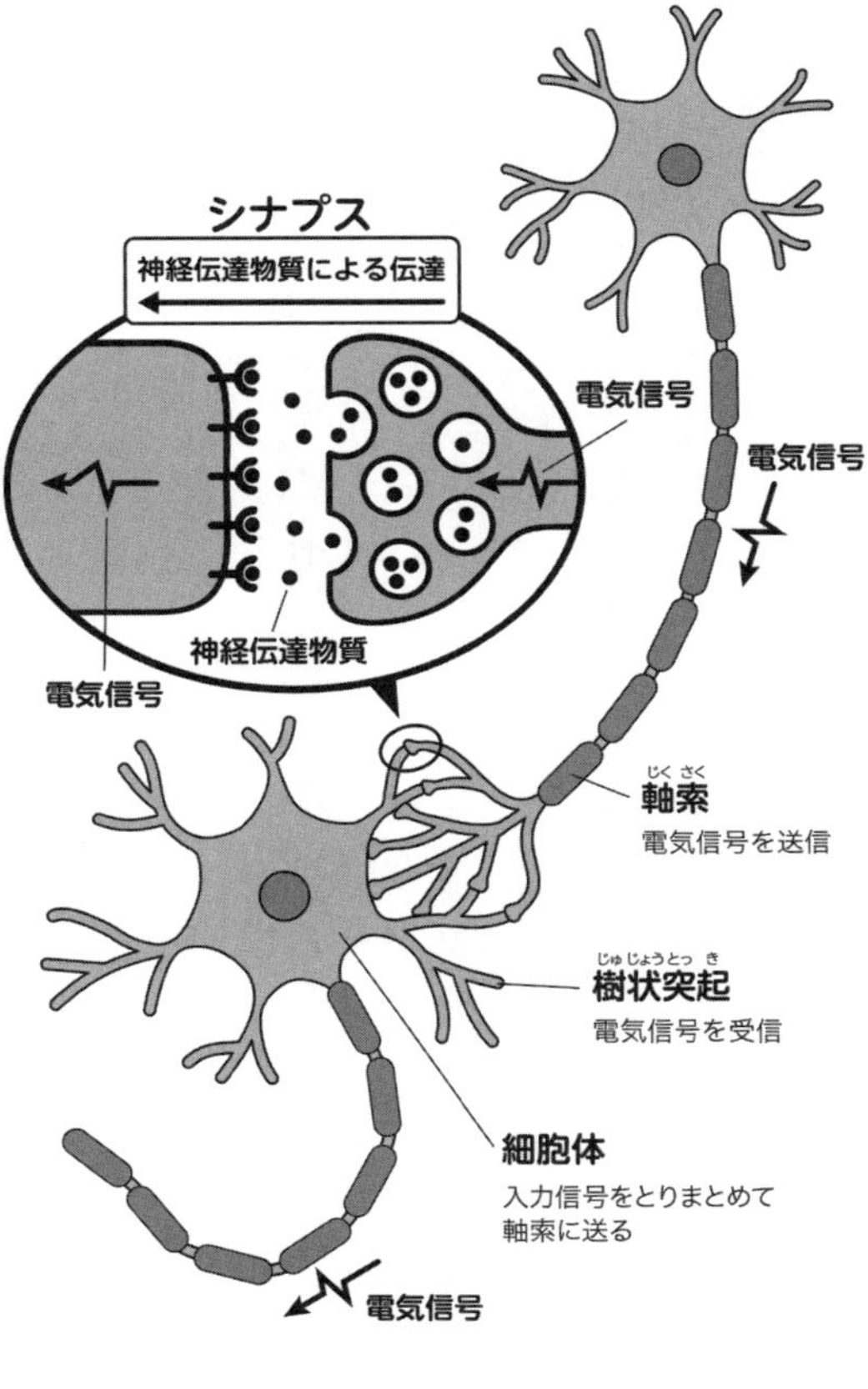

やる気を生み出す「ノルアドレナリン」などは、みなさんもその名を聞いたことがあると思いますが、これらもすべて神経伝達物質なのです。

脳内のアセチルコリンを増やせば認知機能が戻る

神経伝達物質は細かく分けると少なくとも100種類以上あり、特に重要なのは約18種類だといわれていますが、中でも注意力や集中力、記憶力などの認知機能に大きくかかわるのが、第3章の「認知症予防におすすめの食品⑭　卵（卵黄）」のところでも名前を出していた「アセチルコリン」です。

アミロイドβやリン酸化タウが凝集したせいで神経細胞がダメージを受けてしまうアルツハイマー病の人が亡くなったあとに、その脳を解剖して調べたところ、実はこのアセチルコリンを合成する酵素（アセチルコリントランスフェラーゼ）の活性が落ち、アセチルコリンを生産する細胞が減っていることが海外の研究により１９７６年に明らかになりました。それがきっかけで「脳内のアセチルコリンを増やすことができれば、認知機能が戻るのではないか」というコリン仮説が立てられ、研究が進められるようになったのです。

世界初の認知症薬アリセプトが効く仕組みとは？

アセチルコリンは神経からの信号を伝え終わると、アセチルコリンエステラーゼという酵素によってコリンと酢酸に分解されます。これは、必要なアセチルコリンと用済みのアセチルコリンをきちんと整理するための優れた仕組みでもあります。

ところが、アルツハイマー病の人の場合、生産されるアセチルコリンの量が減っている一方で、アセチルコリンエステラーゼの活性は保たれているので、必要なアセチルコリンまでどんどん分解されてしまうのです。

そこで、アセチルコリンエステラーゼの働きを止めることで、相対的にアセチルコリンを増やそうというのが、私が開発し、世界初のアルツハイマー型認知症の治療薬として承認され、アメリカでは1997年に、日本でも1999年に販売が開始された「アリセプト」のメカニズムなのです（図13参照）。

図13 アリセプトの働き

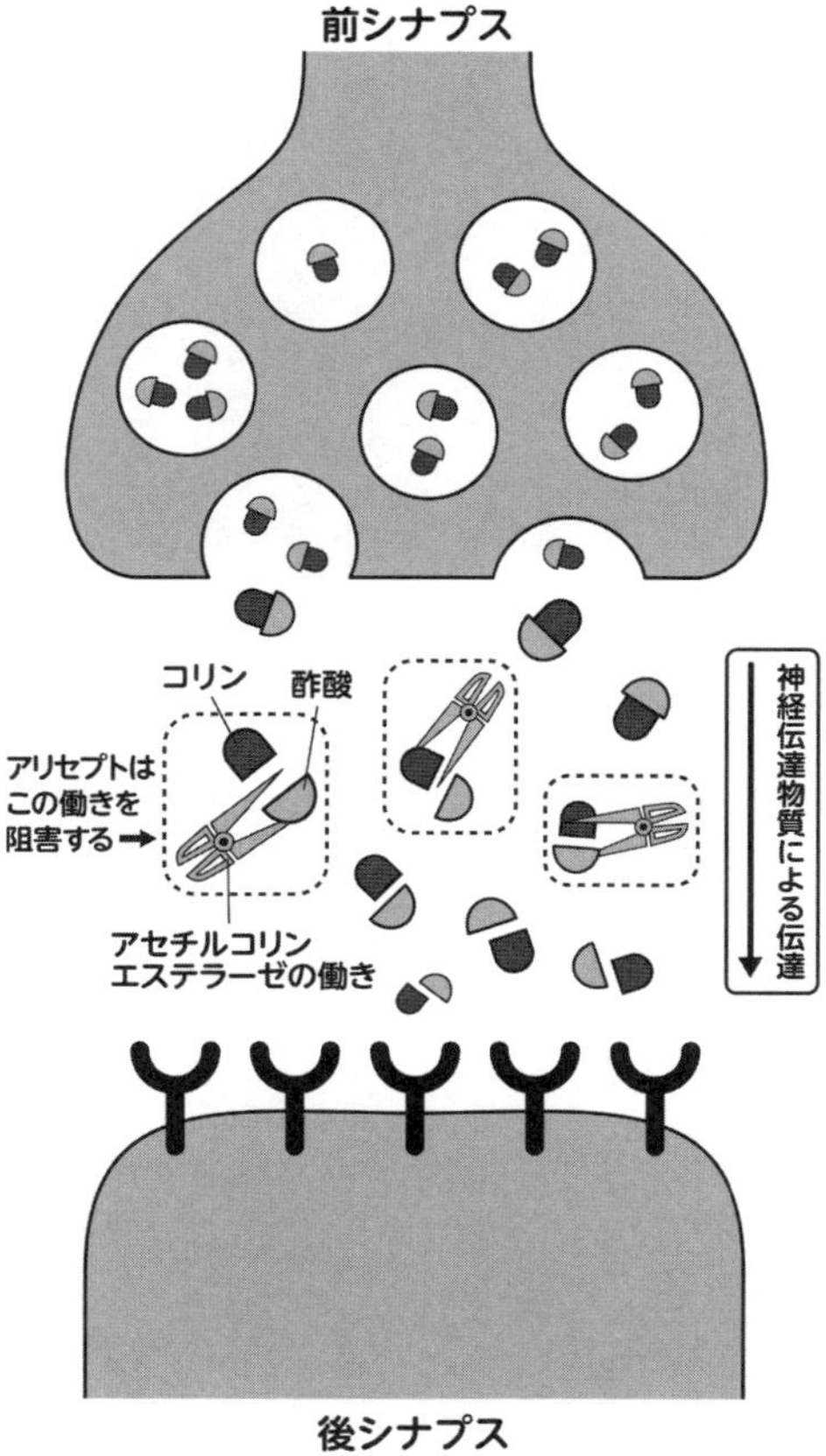

アリセプトは症状の進行を抑える「対症療法薬」

アルツハイマー型認知症の症状が出始めた人に投与すると記憶障害や判断力の低下といった認知症の症状を抑えることができるアリセプトは、薬のノーベル賞といわれる「英国ガリアン賞特別賞」も受賞し、今では世界90か国以上で認可されています。また、2014年にはレビー小体型認知症に対する効能・効果も承認されました。

ちなみにアリセプトという名前は、「アセチルコリンのレセプター（受容体）」に由来します。私は杉本八郎という自分の名前になぞらえて「スギパチコリン」とか「ハチコリン」という名前を提案したのですが、これらは早々に却下されてしまいました（笑）。

それはさておき、注意していただきたいのは、アリセプトはあくまでも症状の進行を抑える「対症療法薬」だということです。アセチルコリンが減りすぎないようにしてアセチルコリンの濃度を保つことはできるのですが、残念ながらアルツハイマー病によって神経細胞が減っていくのを食い止めることはできません。病状が進んでアセチルコリンの生産量そのものが減ってしまえば、薬の効果も弱まっていくのです。

つまりアリセプトは、認知症の治療薬ではあるものの、根本治療薬とまでは言えません。だからこそ私は、アリセプトの成功に満足せず、その後も認知症の「根本治療薬」の研究・開発に挑み続けてきたのです。

アルツハイマー型認知症の根本治療の鍵は何か

繰り返しお話ししてきたように、アミロイドβやリン酸化したタウタンパク質が凝集して細胞毒性を示し、それによって神経細胞がダメージを受けることで起こるのが、患者さんの数が最も多いアルツハイマー型認知症です。

アミロイドβやリン酸化したタウタンパク質が脳に溜まるのを早い段階で食い止められれば、認知症の予備軍である軽度認知障害（ＭＣＩ）のままでいられます。軽度認知障害であれば、日常生活に支障をきたすことはほとんどありません。アルツハイマー型認知症の根本治療になるといってもいいので、世界中の製薬会社がそれを実現させる薬の開発にしのぎを削っているのです。

そんななかで、２０２３年9月に厚生労働省に承認され、同年12月からある薬の発売が開始されました。

それが私の古巣であるエーザイとアメリカのバイオジェンが開発した「レカネマブ」です。

この薬にはアミロイドβを選択的に狙い撃ちして脳内から排除する抗体薬としての作用があり、神経細胞のダメージが進むのを抑制する効果があります。プラセボ（偽薬）との比較実験では、投与から18か月後の段階で認知機能（記憶や判断力、地域社会活動、身だしなみといった臨床認知症尺度）の悪化が27％抑制され、ＰＥＴ検査による脳の画像診断では、アミロイドβが有意に除去されていることも確認されました。

また、レカネマブが厚労省で承認された翌日に承認申請が提出され、２０２４年11月26日に発売が開始されたのが、アメリカのイーライリリー社の「ドナネマブ」です。

ドナネマブもレカネマブ同様に脳内のアミロイドβを減少させる薬ですが、

ドナネマブのほうはより凝集が進んだアミロイド斑に選択的に結合します。また、プラセボとの比較実験では、脳内のアミロイドβは平均で84％減少したことが確認され、日常生活機能や認知症機能を含む全般臨床症状の悪化は22～29％の遅延効果があったと報告されています。

ＧＴ８６３創薬のヒントはカレーに含まれるクルクミン

私が立ち上げた「グリーン・テック」社では、カレーをよく食べるインド人のアルツハイマー病の発症率は、アメリカ人の約４分の１であるというデータに注目し、クルクミンをヒントに創薬研究を開始しました。

高分子で血液脳関門（ＢＢＢ／Blood Brain Barrier）を通過できないはずの

クルクミンの作用がなぜ脳内で見られるのか、その理由はまだはっきりとはわかっていません。それでも、カレーに含まれるクルクミンを混ぜた餌で飼育したマウスの海馬でアミロイドβの凝集が抑えられ、認知機能の改善も見られるという、インド人のアルツハイマー病発症率が低い理由を裏付けるような実験結果は２００５年の時点ですでに明らかになっていました。

そこで、クルクミンと同じ作用を持ち、かつＢＢＢを通過できる低分子化合物を作る研究を苦心して続け、その合成に成功したのが「ＧＴ８６３」です。

私たちがマウスを使って行った実験で、ＧＴ８６３にはクルクミン同様にアミロイドβの凝集抑制作用があるのみならず、タウタンパク質の凝集抑制作用もあること、そしてこれらの作用により、学習能力の維持や低下の抑制が見られることが確認されました（次ページの図14参照）。

つまり、ＧＴ８６３はアミロイドβやタウタンパク質の両方に対して凝集抑

図14 マウスを使って行った GT863のアミロイドβの凝集抑制作用

アミロイドβ:溶液中で凝集し、凝集塊を形成(37℃で24時間)
→GT863を加え、凝集抑制作用を評価(電子顕微鏡:観察)

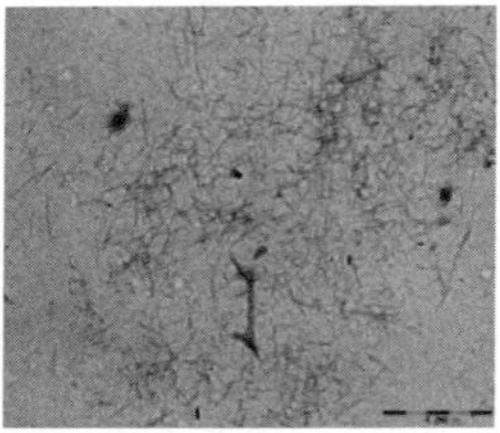

アミロイドβ溶液:37℃×24時間
多数のアミロイドβ凝集塊:形成

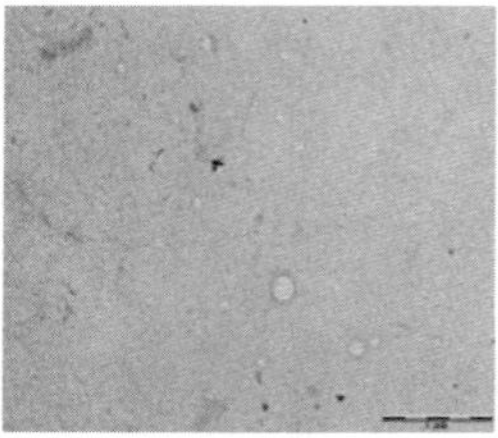

GT863(0.1μM)添加
→アミロイドβ凝集塊:減少

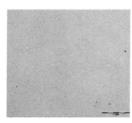

GT863(1μM)添加
→アミロイドβ凝集塊:大きく減少

GT863を添加することでアミロイドβの凝集を抑制していることがわかる

制効果を発揮するという点で、非常に画期的だと言うことができます。また、そのような効果のある物質は、今のところほかには報告されていません。

ところで、このGT８６３の名前の由来はなんだと思いますか？

まずGTは、「グリーン・テック」という私の会社名の頭文字です。

また、この化合物の合成に成功するまでは、８００回以上の失敗を重ね、GT８６３は、８５９番目に出来上がった化合物だったのです。

「いやいや、数字が違うじゃないですか」と今、思いましたよね。

そうなんです。８５９番目にできたという意味では「GT８５９」でよかったのですが、これじゃ覚えにくいですよね？　だから私の名前の八郎になぞらえて、ハチ・ロウ・サン＝８６３にしたのです。

つまり、GT８６３は「グリーン・テックのハチ・ロウ・サン」という意味なのです。これなら忘れないと思いますので、ぜひこの名前を覚えておいてください（笑）。

難病のALSの発症にもタンパク質の異常凝集が関係している

アミロイドβとタウはどちらもタンパク質の一種であり、そしてこれらのタンパク質が異常に凝集することが、アルツハイマー病の、ひいてはアルツハイマー型認知症の原因であることは、繰り返しお話ししてきたとおりです。

実は特定のタンパク質の異常な凝集によって発症する可能性が指摘されている疾患はほかにもあります。

そのうちの一つが、筋肉を動かす神経（運動ニューロン）が障害されることで、全身の筋力が低下していく「筋萎縮性側索硬化症（ALS）」という難病です。

ALSは進行性の病気で、最初は四肢や体幹の筋力低下から始まることが多いものの、やがては嚥下《えんげ》や呼吸に必要な筋力までもが衰弱し、生命を維持していくには胃ろうの造設や人工呼吸器の装着も必要になります。

意識はずっと明瞭なままであるにもかかわらず、体の機能だけが失われていくので、患者さん本人はもちろん、その家族にとっても非常につらく過酷な病気です。

ALSに罹患したことで知られるのは、イギリスの理論物理学者であるホーキング博士（スティーヴン・ウィリアム・ホーキング）で、彼は21歳の頃にALSと診断されましたが、その後も病と闘いながら、50年以上にわたり研究活動を続け、多くの業績を残しました。

ただ、ホーキング博士のようなケースは非常にまれで、発症のしかたや経過には個人差があるものの、短期間のうちに症状が進行することが多く、人工呼吸器を使わない場合の発症からの余命は2~5年くらいだといわれています。また、ホーキング博士のように若くして発症することもありますが、最も発症しやすいのは60~70代です。2020年時点での日本での患者数は1万514人だと報告されていますが、その数は年々増加傾向にあります。

ALSの原因は十分には解明されておらず、治療法もまだ確立されていませんが、ALSの約1割は家族内で発症する家族性ALSで、日本人の家族性ALSは、スーパーオキシド・ジスムターゼ（SOD1）の遺伝子変異が共通して起こっていることが徐々に明らかになってきました。

SOD1というのは金属イオンが含まれたタンパク質の一種なのですが、ALSの患者さんの病変部位にはSOD1の凝集があることも報告されています。

そのようなことから、SOD1というタンパク質の凝集が神経毒性を示しA

ＬＳの発症につながっているのではないかと考えられるようになり、まさに今、その研究が進められているのです。

ＧＴ８６３にはＡＬＳやプリオン病の進行を食い止められる可能性もある

ＧＴ８６３の凝集抑制作用は、アミロイドβやタウ以外のタンパク質にも発揮される可能性があります。

山形大学医学部の加藤丈夫教授（当時）から、「ＧＴ８６３がアミロイドβやタウというまったく異なる構造のタンパク質の凝集を抑制するのであれば、一部の家族性ＡＬＳで認められるＳＯＤ１凝集も抑制する可能性があるのではないか」との申し出を受け、私たちは共同研究を開始しました。

変異を起こしたSOD1遺伝子を導入したマウスを東北大学医学部神経内科の青木正志教授に提供いただき、観察を続けたところマウスの脊髄にSOD1の凝集・蓄積が見られるようになり、そのまま放っておくと生後約20週でALSを発症することが確認されました。

そのALSモデルマウスにGT863を投与した群と投与しない群を比較したところ、投与した群では運動機能の低下や脊髄の運動神経細胞死が抑制され、さらには濃度の高いGT863を投与すればするほどSOD1の異常凝集もより効果的に抑制されることがわかったのです。また、脊髄の不溶性SOD1の形成も大幅に抑制されていることも確認されました。

つまり、GT863にはSOD1の異常凝集を抑制することで、ALSの進行を食い止める可能性があることが十分に推定される結果が得られたのです。

また、非常にまれな疾患ではありますが、さまざまな精神症状や運動失調、認知障害などを引き起こしながら、やがて死に至る「プリオン病」の原因も、「プリオン」と呼ばれるタンパク質の異常凝集だと考えられています。

そしてＧＴ８６３をプリオン病モデルマウスに経口投与するだけで、プリオンの異常凝集がどんどん増殖することを抑え、死に至るまでの期間をはるかに延長できることも、東北大学医学部の堂浦克美教授、照屋健太准教授との共同研究で確認しています。ＧＴ８６３はプリオン病の進行を経口投与で食い止める可能性があることが十分に推定される結果も得られたのです。

2033〜2035年の発売がGT863の目指すゴール

ここまで紹介したような効果を確認したGT863の基礎研究はすでに終了しており、今後は2年間の開発研究を経て、臨床研究へと進む予定です。

成功すればGT863の薬剤費は年間50万円程度と、レカネマブやドナネマブの約300万円と比較すると圧倒的に安く済みますし、しかも錠剤で服用できるので点滴するためにわざわざ病院に通う必要もなくなります。効果はもちろんですが、使いやすさという意味でのメリットも大きいと自負しています。

ただ、新薬として承認されるまでには、約2年間の開発研究の後に、フェーズ1からフェーズ3までの臨床研究もクリアしなければなりません。それを考えると、GT863が発売されるのは早くても8年後の2033年、遅ければ10年後の2035年になるのではないかと思っています。だから私は少なくともあと、10年、92歳になるまでは、バリバリ働かなくてはならないのです。

もちろん、そこに至るまでには費用の壁もあります。この先の臨床研究まで含めると約３００億円が必要になるので、現在はその資金調達に東奔西走しています。ＧＴ８６３の有効性には自信を持っていますから、研究の行方よりも、こちらのほうが圧倒的に高い壁だと思っています。

このように新薬開発への投資はただでさえリスクが高いですし、しかも、我が社は社員数わずか４～５人のベンチャー企業ですから、投資家たちはなかなか首を縦には振ってくれませんね。

それでも、私は諦めるつもりはありません。なぜかというと私には誰にも負けない「運」があるからです。

エーザイ時代も「運だけで生きている」といわれてきましたし、新薬開発の成功率は０・００２％といわれるなかでこれまでに２度も新薬開発に成功した実績もあります。ありがたいことに、薬のノーベル賞といわれる「英国ガリアン賞特別賞」を受賞することもできました。だから必ず成功すると信じているのです。

そもそも薬というのは逆さに読めば「リスク」なのですから、いい意味で大馬鹿になってリスクを取らなければ成功なんて絶対にあり得ないのだと思っています。

バコパ、桑の葉、バナバが配合された「ヒポテックス」

とはいえ、こう言っている間にも、認知症の患者さんはどんどん増えていきます。認知症に苦しむ患者さんを少しでも減らすために、今自分にできることはなんだろうかと考えて開発したのが「ヒポテックス」というサプリメントです。

ヒポテックスには第3章でも紹介した、バコパ（バコパモンニエリ）、桑の葉、バナバという天然成分がぎゅっと凝縮されています。通販などで購入できますので、なんとなく気になることがある方や、脳の健康を維持したいという方は、ぜひ活用してください。

せっかくなので、ヒポテックスの名前の由来も紹介しておくと、これは脳の海馬を意味する「ヒポキャンパス」と、「医学の父」と称される古代ギリシャの医者「ヒポクラテス」を合わせた造語です。

私も先ほど書いたように少なくとも92歳、願わくば１００歳を超えてもバリバリ活動していたいので、このサプリメントは毎日欠かさず飲んでいます。

とはいえ、もちろんヒポテックスは薬ではないので、「これを飲めば認知症にならない」と言い切れるものではありません。

だから、サプリメントに頼りきりになるのではなく、この本でご紹介してきたような生活習慣や、前向きで積極的な生き方や考え方を意識してみてください。そういうことが相まってこそ、認知症予防という成果も期待できるのです。

おわりに

この本では、認知症に対する不安を抱え始める年齢の方に向けて、認知症予防の秘訣をさまざまな角度からお話ししてきました。

実は私自身は、「老後は100歳から」だと思っています。つまり私もみなさんも老後を迎えるまでにはまだまだ時間があるんです。

そう思うと、いろんなことをもっと頑張れると思いませんか？

認知症について正しい知識を持つことや、その予防に効果があると言われることを日々の生活の中に取り入れることは、もちろんとても大事です。

けれども私たちは認知症を予防するためだけに生きているわけではありませんよね？

だから私は、「認知症のことを心配する暇もないくらい充実した毎日を送ること」が本当は最も大事なのではないかと思っています。

私もまだまだ青春真っ只中だくらいの心意気で、アルツハイマー型認知症の根本治療薬をみなさんに提供するという大きな目標に向け、日々精進していきます。どうかみなさんも、認知症のことばかりを心配するのではなく、それを忘れるくらいに元気で充実した毎日を送ってください。

やりたいことがたくさんあると、自然と健康的な生活習慣にも気を配るようになるでしょう。「何が大事だったっけ?」と思うときには、もう一度この本を読んで参考にしてみてください。そうやって脳をサボらせずにたくさん働かせれば、結果として認知症も遠ざけることができるはずです。さあ、今日からさっそく頑張りましょう。

本書は、私が82歳まで認知症の予防には何をすべきかと研究を重ねて得た結論をまとめたものです。少しでもみなさんの参考になりましたらこれ以上の喜びはありません。

また、現在はアルツハマー病の根本治療薬を目指してＧＴ８６３の開発を進めています。このＧＴ８６３が成功した暁には、「ＧＴ８６３成功物語」を世にお届けしたいと思います。

本書を出版するにあたり、扶桑社の秋葉俊二氏、ライターの熊本りか氏に深く感謝いたします。

最後に私の最近の俳句で終わりにしたいと思います。

変化には必ず芽あり蕗の薹

杉本薬王子

2025年2月吉日

杉本八郎

杉本八郎（すぎもと はちろう）

1942年、東京都生まれ。薬学者、脳科学者。エーザイ入社後、新薬開発の研究室で高血圧治療薬「デタントール」、そして世界初のアルツハイマー病治療薬「アリセプト」の創薬に成功。アリセプトは97年に米国で、99年に日本で承認・発売。98年、薬のノーベル賞といわれる英国ガリアン賞特別賞を受賞。同年、日本薬学会技術賞と化学・バイオつくば賞、2002年に恩賜発明賞を受賞。京都大学薬学研究科創薬神経科学講座教授、京都大学大学院薬学研究科最先端創薬研究センター教授、同志社大学脳科学研究科教授を経て同大学生命医科学研究科客員教授。日本薬学会理事、有機合成化学協会理事などを歴任。14年、グリーン・テック代表取締役に就任。25年4月、名古屋葵大学学長に就任。趣味は俳句、剣道。主な著書に『世界初・認知症薬開発博士が教える 認知症予防 最高の教科書』（講談社）、『認知症研究の第一人者がおしえる 脳がよろこぶスープ』（アチーブメント出版）

協力／アイコット株式会社　編集協力／熊本りか
装丁・DTP／小田光美　イラスト／カワチコーシ
校正／株式会社産經編集センター

扶桑社新書 527

82歳の認知症研究の第一人者が
毎日していること

発行日 2025年 3月 1日　初版第1刷発行
　　　 2025年 7月10日　第2刷発行

著　　者………杉本八郎
発 行 者………秋尾弘史
発 行 所………株式会社 扶桑社
〒105-8070
東京都港区海岸1-2-20 汐留ビルディング
電話 03-5843-8842（編集）
　　 03-5843-8143（メールセンター）
www.fusosha.co.jp

印刷・製本………株式会社広済堂ネクスト

Printed in Japan　ISBN 978-4-594-09947-3